整形外科医
宮田重樹
Shigeki Miyata

死ぬまで歩ける下半身のつくり方

大和書房

まえがき

今50代より若い方は、少し年をとったときのことを考えてみてください。あなたは1番に何を願うでしょうか。

おそらく、地位や名誉、大金などではなく、大半の方々の願いは、元気に動ける体ではないでしょうか。いくつになっても、自分のしたいことを自由にでき、行きたいところに自分の足で行けて、人の世話にならず自立した生活を過ごせることだと思います。

しかし、今元気だからといって、そのまま生活していくだけで、70歳になっても80歳になっても、それこそ100歳になっても、元気に過ごせるでしょうか。

2000年には218万人だった要介護者数が、2014年には600万人まで急増しています。65歳以上の人口が3296万人ですから、6人に1人弱が要介護状態にあるのです。誰もがいくつになっても、人の世話にならず、元気に暮らすことができるわけではありません。

どうしたら、いくつになっても元気に過ごせる体を維持できるのでしょうか。

1番の対策が運動です。運動が、介護予防、生活習慣病予防、認知症予防にも有効であることがわかっています。

ただ、運動なら何でもいいかというと、そうではありません。若者が筋力を鍛《きた》えるのに適した運動があるように、年を重ねて動きにくくなった方が、動きやすい体を取り戻すのに適した運動があります。

高齢者が動きにくくなる原因を分析し、その対策を講じた介護予防運動が必要です。本書でご紹介する運動をおこなえば、いくつになっても元気に動ける体を維持できる可能性がかなり高くなります。

運動と同じくらい、元気な体を維持する方策があります。それは、若々しい健全な考え方と、自立できるという自信です。

年をとって気力がなくなると、運動して元気になろうと思わなくなります。自立しようと思わなくなり、人の世話になろうと思うようになります。いくつになっても自分を年寄り扱いせず、元気に暮らす壮年か、むしろ、いっそ自分を若者だと考えて生活することが、いつまでも元気に暮らすコツです。

ただ、自分のことではなく、親のことを思う方たちには、別の意識が必要です。自分の親が、いくつになっても変わらず元気だと思い込んでいませんか。

また、年老いて弱ったら、できるだけ世話してあげようと、親孝行する心づもりをしていませんか。あるいは、弱ってきた親が転んでけがをして、介護しなければならなくなったら困るからと、何もさせないようにしていませんか。

年老いて弱ることは仕方ありません。だから、それを前提にして、元気なうちから対策を講じることが大事です。自分のことはもちろん、親のことであれば、それを本人に伝えて、実行してもらう必要があります。

対策を講じても、できないところはあるかもしれません。それを世話することは当然ですが、「対策を講じていれば必要なかった助け」も多々あります。それどころか、「下手な対策を講じたせいで、余計に衰えさせてしまった」という場合もあるのです。そんなものは、ないほうがいいに決まっています。

本書を読んで、いくつになっても元気に暮らせるコツ、方法を知っていただき、元気な高齢者があふれる日本になることを願っています。

死ぬまで歩ける下半身のつくり方

目次

まえがき——3

第1章 衰えは下半身からやってくる

下半身の衰え始めは50歳過ぎから

運動習慣の有無が境目となる——18

いくつもの原因が重なって歩けなくなる——20

下半身が衰える危険な兆候——21

老後は約11年間も介護生活を送ることに？

■「元気な老後生活」を阻むロコモ――25
■40代から運動器に障害が出る方も――27
■日本人の健康寿命は72歳まで――29

自立している高齢者だけが歩いていられる

■「自分は大丈夫」という考えが一番危険――35
■楽な生活を極めた先が寝たきり――37
■「時代に合った高齢者」になろう――38

使わなければ、体だって錆びつく

■退院したときは歩けていたのに……――41
■高齢による衰弱は「廃用症候群」が主な要因――42
■ほとんどの場合、年齢は言い訳にならない――43

第2章 寝たきりにならない足腰をつくる方法

どれぐらい運動すればいいのか
■自分に合った運動量から徐々に増やしていく――48
■運動強度は回数よりも自覚で決める――50

年をとったことで体はどう変化したのか
■「若者の運動を軽くやればいい」は間違い――54
■高齢者の体の特徴① 可動域が狭くなる――56
■高齢者の体の特徴② 筋力が低下する――57
■高齢者の体の特徴③ 持久力が衰える――59
■高齢者の体の特徴④ バランス能力が鈍る――59
■高齢者の体の特徴⑤ 体形・姿勢が悪くなる――60

筋トレだけやっていても意味がない
組み合わせることで運動の効果が出る――62

運動する習慣を生活に取り込もう
運動を長続きさせる秘訣――76
まずは2週間を目標に今から始める――77
92歳でフルマラソンを完走!――79
散歩だけでは必要な運動を確保できない――80
どうしてもサボりたくなったら……――82

介護される余生とは無縁な一生を送ろう
介護予防運動で自分と家族の笑顔を守ろう――83
介護レベルを改善させることはできる――86
最適な運動療法でなければ意味がない――87

第3章 錆びつかない体は、内面からつくられる

精神的に若い高齢者は寝たきりにならない

年をとったからこそ楽をしない――90

親切なお世話が寝たきりにつながる――92

バリアフリー設計の自宅も考えもの――93

人生、楽をせず楽しもう――94

治らないものを治そうとしない

病院に通っても治らない病気とは?――96

若さを保つために見直す四つのポイント――98

高齢者にしかできない社会貢献がある

「年寄りの自分は役に立たない」と嘆く前に――105

介護費や医療費を無駄遣いしない――108
安易な介護保険制度の利用を考えない――110
足りないくらいの介護がちょうどいい――112

寝たきりになるか否かは精神力で決まる

骨折することよりも怖いものとは何か――114
「寝たきり」と「回復可能」のボーダーライン――116

老化は防げないが、劣化は防げる

老化不安からうつに発展してしまうことも――120
必要以上に老いてしまわないように――123

第4章 楽々トレーニングで痛みの予防・解消

調べてもらっても何の異常もない痛みがある

■本当に痛い！　でも、その原因は判明しない——128
■本当は痛くない？　痛み予測——130
■原因不明の疲れ。その原因は？——132
■「できない」ではなく「やらない」だけ——134

膝と足に多大な負担をかけている○脚

■○脚は膝だけの負担に限らない——137
■○脚改善体操で、痛まない足に生まれ変わる——138

「腰痛には安静が一番」という勘違い

■なぜ腰痛が長引いてしまうのか——141

■ 85%の腰痛は日々の生活の積み重ね方の結果——143
■ 腰痛にも種類がある——145

腰痛のきっかけは間違った姿勢・動作から

■ 座っている赤ちゃんの背筋に注目——152
■ 腰にやさしい動作を習得せよ——155

日ごろの予防体操で腰痛知らずになろう

■ 腰の筋力、持久力、柔軟性をアップさせる——160

第5章 住居、食事、家族の「ここ」を見直そう

家がバリアフリーじゃない高齢者のほうが元気

■じつは危険なバリアフリーのマイホーム——172
■高齢者の自宅に共通している点——174
■バリアフリーより先にやっておくべきこと——176

不慮の死亡要因は第2位が転倒だった！

■交通事故よりも多い死亡例——178
■自分にどれだけバランス能力があるかを知る——179
■履きやすい靴を買わない——181
■高齢者の転倒は75％が自宅内で起きている——183
■足元に潜む危険をあらかじめ排除——184

どんな食事が下半身を鍛えるのか

■肉も炭水化物も食べたほうがいい――187
■たんぱく質だけでは筋肉はつかない――188
■炭水化物の摂取量も、運動を基準にして――189
■野菜や果物はどれほど食べればいいか――192
■何を食べるにしてもよく噛むこと――195
■噛めば噛むほど下半身は鍛えられる――196

親が元気な家とそうでない家はどこが違うのか

■長寿の要因は25%が遺伝、75%が環境で決まる――198
■若さを保つ遺伝子とは？――199
■糖尿病対策に、砂糖と小麦粉を制限せよ――200
■早めの認知症対策が功を奏す――202

この項はご家族の方がお読みください

■自分の親は何ができなくなっているのか把握する――205
■施設のほうが危険？　その根拠は……――206
■高齢の親とはつかず離れずの距離を保つ――207
■親が病院に行きたがらないのはどうして？――209
■自分の親に合った環境を見つける手間を惜しまない――210

あとがき――213

第1章

衰えは下半身からやってくる

下半身の衰え始めは50歳過ぎから

運動習慣の有無が境目となる

男性は30歳過ぎから、女性は40歳過ぎから、なだらかに体力が低下していき、50歳過ぎから衰え始め、60歳から衰えは加速します。

「30歳から体力が低下する」と聞いて、意外に思われた方がいるかもしれません。衰えがなだらかなため低下していることに気づきにくいのです。

しかし、運動して鍛《きた》えている人の低下は穏《おだ》やかです。次ページの図表をご覧ください。**運動をよくする50代前半男性と、運動しない20代後半男性の体力はほぼ同じです。**

運動・スポーツの実施頻度と新体力テストとの関連

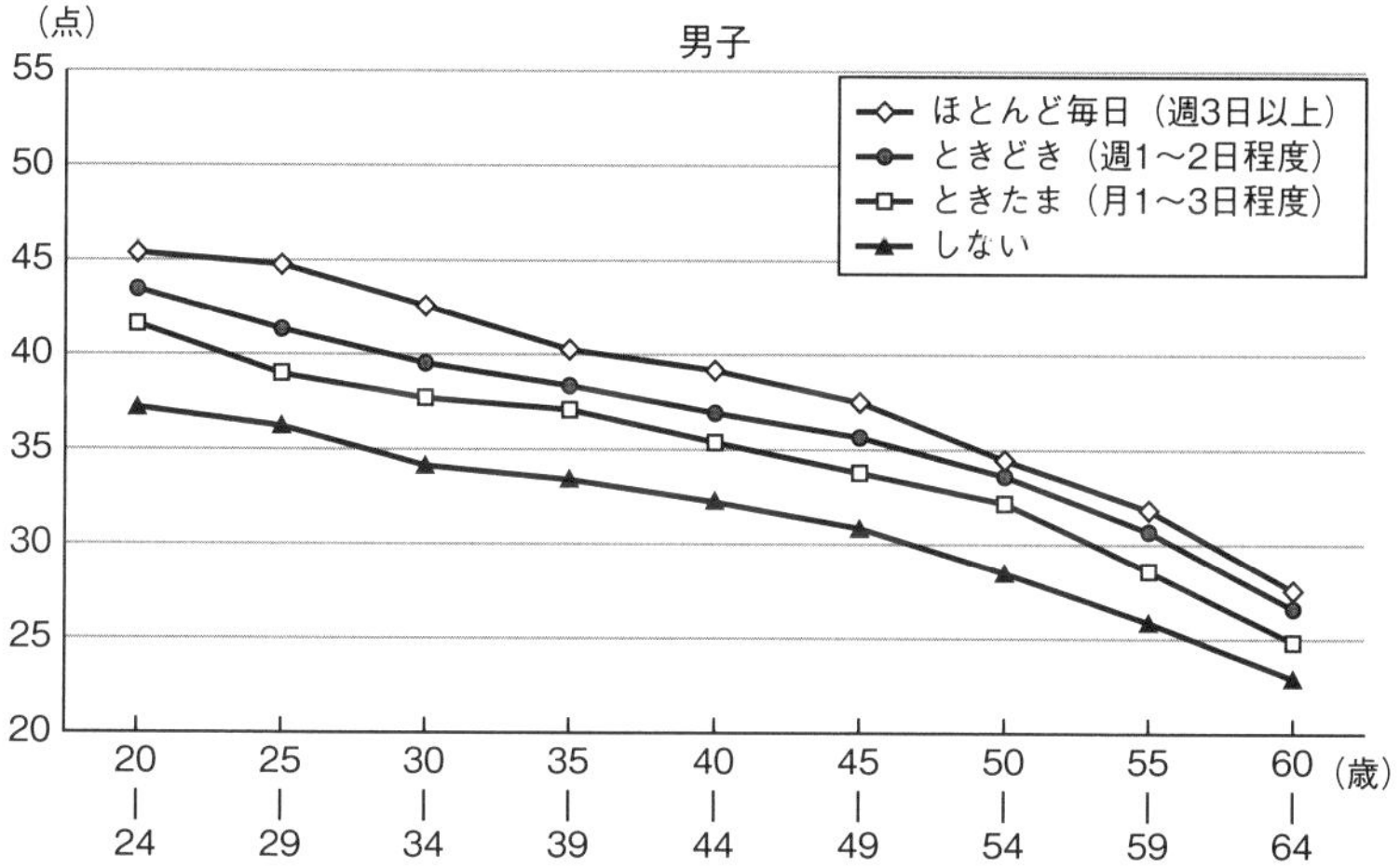

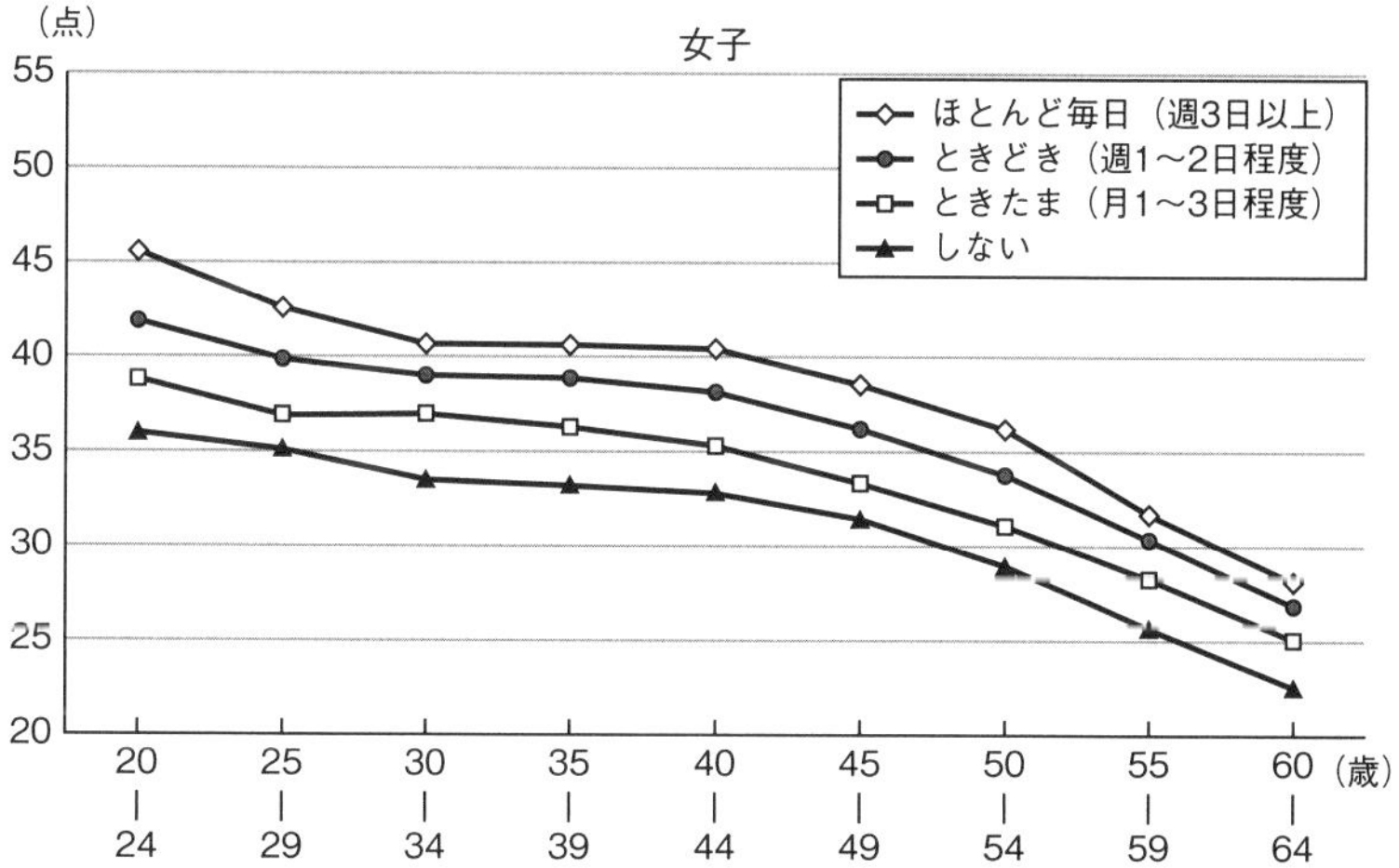

2010年度体力・運動能力調査（文部科学省）

また、女性ともなると、その開きはもっと顕著《けんちょ》で、**運動をよくする50代前半の方は、運動しない20代前半の方より体力は少しだけ上です。**運動するかしないかで、これだけの違いが生まれてしまうのです。

では、どういう運動をしたらいいのか、という話になってくると思いますが、それはあとの章でご紹介いたします。

なぜ、上半身に比べて、下半身は衰えやすいのかということについては、じつは未《いま》だによくわかっていません。

ただ、赤ちゃんの成長の順番では、口→手→腕→足の順番です。人が最期まで動かすことができるのは口なので、その逆順になるのかもしれません。

いくつもの原因が重なって歩けなくなる

もちろん、ある一つの原因（「脊髄《せきずい》損傷で下肢《かし》が麻痺《まひ》してしまった」など）で歩けなくなることもあります。しかし、それ以上に目立つのが、いくつもの原因が重なったケースです。

たとえば、脳梗塞《のうこうそく》をわずらって片足が不自由になったことで（一つ目）、気持ちが萎《な》えてやる気をなくしリハビリにも精を出さず（二つ目）、自ら体を動かすことが減ってしまい（三つ目）、自室に引きこもりがちになって（四つ目）歩けなくなることがあります。

さらに、「このままではダメだからがんばろう」と思わないでその生活を続けていく（五つ目）と、本当に歩けなくなってしまいます。

このうちの一つでもなくせば、歩けなくなるところまではいかないと考えられています。

下半身が衰える危険な兆候

衰える速度がなだらかなため、人は自分の下半身が衰えていくことに気づきません。私たちは誰もが衰えるので、これ自体は仕方ないことです。

しかし、わが身に「こういう症状が出たら、じきに歩けなくなる」という危険な兆候《ちょうこう》が見られたときまで、「仕方ない」と受け入れるわけにはいきません。

誰もが歩けなくなるわけではないのですから。

〈危険な兆候〉

- □転倒歴（若いころにはしなかったような転倒をした経験があるか）
- □つまずきやすくなった
- □向きを変えるときにふらつきやすくなった
- □立ち上がるときに手を使う
- □歩くときに何かを持とうとする
- □すり足で歩く
- □歩幅が狭い

また、のちほど紹介する「ロコチェックの7項目」も確認してみてください。ロコモティブ・シンドローム（通称「ロコモ」）についてもそちらで説明します。

このような兆候が見られる前に、運動するなりの対策をとりたかったところですが、**症状が出たからといってあきらめなくても大丈夫**です。まだ歩けるうちに筋力、体力の維持につとめましょう。

のちの章で詳しくご説明しますが、高齢になってからの転倒は怖いものです。転んだことで思わぬ大けがをして、そこから一生歩けなくなったという方も珍しくありません。

身近な転倒リスクを以下にあげますので、本書を読み進めながら対策をとっていきましょう。

〈転倒リスク〉

・下肢筋力の低下
・バランス力の低下
・腰曲がり
・足底の感覚障害
・認知障害
・視力障害

・不十分な照明
・滑りやすい床
・コードやつまずきやすい段差、滑りやすいマットなど

少しでも思い当たる節がある方は要チェックです。それぞれの対応については、のちの章で詳しく触れていきます。

老後は約11年間も介護生活を送ることに？

「元気な老後生活」を阻むロコモ

前項で触れたロコモティブ・シンドローム（ロコモ）という言葉をご存じでしょうか。ロコモティブとは英語で「運動の」という意味で、シンドロームは「症候群」です。

ちなみに、和名は「運動器症候群」です。「ロコモ」とは、2007年に日本整形外科学会が提案したものです。

運動器というのは、骨、関節、靭帯《じんたい》、脊椎《せきつい》、脊髄、筋肉、腱《けん》、神経（中枢《ちゅうすう》神経と末梢《まっしょう》神経を含む）など、体を支えたり動かしたりする器官のことです。

つまりロコモとは、これらの運動器の障害や運動不足によって、介護や介助が必要になっていたり、そうなったりする危険性が高い状態を指します。

より突っ込んでいうと、足腰が弱って歩行に支障が出始めたときで、寝たきり生活の第一歩を踏《ふ》み出した状態のことです。

ロコモになる3大要因は、運動器の疾患《しっかん》（たとえば変形性膝関節症《へんけいせいしつかんせつしょう》、腰部《ようぶ》脊《せき》柱管狭窄症《ちゅうかんきょうさくしょう》、骨粗鬆症《こつそしょうしょう》、下肢や背骨の骨折など）、バランス能力の低下、筋力の低下です。

ですから、まずはこれらの3大要因に気をつけることが、ロコモ対策の第一歩であることは言うまでもありません。

その前に、まずはご自分がロコモであるかどうかをチェックする必要があります。

次の7項目（「ロコチェックの7項目」）をお読みになり、自分に当てはまるかどうかをチェックしてみてください。

□片足立ちで靴下《くつした》が穿《は》けない

□家の中でつまずいたり、滑ったりする
□階段を上るのに、手すりが必要
□横断歩道を青信号で渡りきれない
□15分くらい続けて歩けない
□2キロ程度の買い物をして持ち帰るのが困難である
□家のやや重い仕事（掃除機の使用、布団の上げ下ろしなど）が困難

以上、七つのうち一つでも該当すればロコモです。該当数が多いほどロコモになる危険性が高いと言えます。

40代から運動器に障害が出る方も

どなたの運動器も、加齢にともない障害が出てきます。**入院して治療が必要になるほどの運動器障害は50歳ごろから多発します。**

日本人の平均寿命は約83歳ですから、多くの方が人生の後半は何らかの運動

器障害を抱えながら生活するといっても過言ではありません。

本来、ロコモは65歳以上を対象に提唱されました。**しかし実際には、50代で入院が必要なほどの運動器障害を抱える方もいますし、40代でもロコモに該当する方がいます。**

そうなれば当然、「元気な老後生活」が危ぶまれます。年齢は目安でしかありません。

「まだ自分は大丈夫な年齢だから」と安心する方もいますが、画一的に年齢だけで判断できないのです。

先ほどは7項目の「ロコチェック」をしていただきましたが、今度は「運動器疾患と日常生活での困難さについての調査」から、この1ヵ月の体の痛みなどについてお聞きします。

30ページから「ロコモ25」という調査を設けたので、そちらの1〜25にお答えください。

各項目は左から順に0〜4点をつけ、9点以上でロコモ予備軍、16点以上はロコモ、32点以上では転倒リスクが高い状態と判定します。

日本人の健康寿命は72歳まで

平均寿命が延びたことにより、今の日本では、多くの人が運動器を長年使い続けることになります。

基本的に運動器は摩耗《まもう》する一方で、家電のように簡単には買い替えられないからです。

日本人女性は平均で約86年、男性は平均で約80年の寿命を誇《ほこ》ります（2012年のデータ）。これはそれぞれ世界第1位、世界第2位の平均寿命です。ロコモの目標は、この人生80年時代に、寝たきりの人をつくらないことです。

寝たきりを予防し、健康寿命を延ばすには、ロコモへの対策が重要です。

健康寿命は、平均寿命とは違います。健康寿命とは、たとえいろいろな病気を抱えていても、日常的な介護を必要とせず、自立した生活ができる生存期間を指す言葉です。

では、日本人の平均健康寿命をご存じでしょうか。

運動器疾患と日常生活での困難さについての調査（ロコモ25）

自分に当てはまるものにチェックしてください。チェックしたものは左からそれぞれ0点、1点、2点、3点、4点と点数をつけます。

■この1ヵ月のからだの痛みなどついてお聞きします

①首・肩・腕・手のどこかに痛み（しびれ含む）がありますか
□痛くない　□少し痛い　□中程度痛い　□かなり痛い　□ひどく痛い

②背中・腰・お尻のどこかに痛みがありますか
□痛くない　□少し痛い　□中程度痛い　□かなり痛い　□ひどく痛い

③下肢（脚のつけね、太もも、膝、ふくらはぎ、脛、足首、足）に痛みがありますか
□痛くない　□少し痛い　□中程度痛い　□かなり痛い　□ひどく痛い

④普段の生活で体を動かすのは、どの程度つらいと感じますか
□つらくない　□少しつらい　□中程度つらい　□かなりつらい　□ひどくつらい

■この1ヵ月のふだんの生活についてお聞きします

⑤ベッドや寝床から起きたり、横になったりするのはどの程度困難ですか
□困難でない　□少し困難　□中程度困難　□かなり困難　□ひどく困難

⑥椅子から立ち上がるのは、どの程度困難ですか
□困難でない　□少し困難　□中程度困難　□かなり困難　□ひどく困難

⑦家の中を歩くのは、どの程度困難ですか
□困難でない　□少し困難　□中程度困難　□かなり困難　□ひどく困難

⑧シャツを着たり脱いだりするのは、どの程度困難ですか
□困難でない　□少し困難　□中程度困難　□かなり困難　□ひどく困難

⑨ズボンやパンツをはいたりするのは、どの程度困難ですか
□困難でない　□少し困難　□中程度困難　□かなり困難　□ひどく困難

⑩トイレで用足しするのは、どの程度困難ですか
□困難でない　□少し困難　□中程度困難　□かなり困難　□ひどく困難

⑪お風呂で体を洗うのは、どの程度困難ですか
□困難でない　□少し困難　□中程度困難　□かなり困難　□ひどく困難

⑫階段の上り下りは、どの程度困難ですか
□困難でない　□少し困難　□中程度困難　□かなり困難　□ひどく困難

⑬急ぎ足で歩くのは、どの程度困難ですか
□困難でない　□少し困難　□中程度困難　□かなり困難　□ひどく困難

⑭外に出かけるとき、身だしなみを整えるのはどの程度困難ですか
□困難でない　□少し困難　□中程度困難　□かなり困難　□ひどく困難

⑮休まずにどれくらい歩くことができますか（最も低いものを選んでください）
□2~3キロ以上　□1キロ程度　□300メートル程度　□100メートル程度　□10メートル程度

⑯隣近所に外出するのは、どの程度困難ですか
□困難でない　□少し困難　□中程度困難　□かなり困難　□ひどく困難

⑰2キロ程度の買い物（1リットルのペットボトル2本）をして、持ち帰るのはどの程度困難ですか
□困難でない　□少し困難　□中程度困難　□かなり困難　□ひどく困難

⑱電車やバスを利用して外出するのは、どの程度困難ですか
□困難でない　□少し困難　□中程度困難　□かなり困難　□ひどく困難

⑲家の軽い家事（食事の準備や後始末、簡単なかたづけなど）は、どの程度困難ですか
□困難でない　□少し困難　□中程度困難　□かなり困難　□ひどく困難

⑳家のやや重い家事（掃除、布団の上げ下げなど）は、どの程度困難ですか
□困難でない　□少し困難　□中程度困難　□かなり困難　□ひどく困難

㉑スポーツや踊りは、どの程度困難ですか
□困難でない　□少し困難　□中程度困難　□かなり困難　□ひどく困難

㉒親しい人や友人とのおつき合いを控えていますか
□控えていない　□少し控えている　□中程度控えている　□かなり控えている　□まったく控えている

㉓地域での活動や、イベント、行事への参加を控えていますか
□控えていない　□少し控えている　□中程度控えている　□かなり控えている　□まったく控えている

㉔家の中で転ぶのではないかと不安ですか
□不安はない　□少し不安　□中程度不安　□かなり不安　□ひどく不安

㉕先行き歩けなくなるのではないかと不安ですか
□不安はない　□少し不安　□中程度不安　□かなり不安　□ひどく不安

以上です。合計得点が9点以上でロコモ予備軍、16点以上はロコモ、32点以上では転倒リスクが高い状態と判定しています。いかがだったでしょうか?

じつは、男女平均で約72歳で、男性は71・2歳（平均寿命80・2歳）、女性は74・2歳（平均寿命86・6歳）です。

平均寿命から見れば、男性で約9年、女性で約12年、もの開きがあります（いずれも2015年のデータ）。

単純に考えると、平均的な日本人は11年間も、寝たきりを含む要介護状態にあるというわけです。

現在の日本では、国民の4人に1人が高齢者です。そして、この高齢者のうち6人に1人が、「要介護認定」や、その前段階である「要支援認定」を受けています。

ロコモの意義を広めることで、運動器の問題に早く気づき、早めに対処してロコモの悪化を防ぎ、転倒予防、寝たきり予防を推進することが、日本整形外科学会の願いです。

2013年にロコモの認知度向上が厚生労働省の目標になりましたが、ロコモ予防が近い将来、全国民の願いになってほしいと考えています。

なお、「ロコモ25」の簡易版に「ロコモ5」があります。念のため、こちらも34ページにご紹介しておきます。
各項目は左から順に0〜4点をつけるのは同じで、6点以上でロコモと判断します。

ロコモ5（ロコモ25の簡易版）

各項目は左から順に0点から4点をつけるのは「ロコモ25」と同じで、6点以上でロコモと判断します。

①階段の上り下りは、どの程度困難ですか
□困難でない　□少し困難　□中程度困難　□かなり困難　□ひどく困難

②急ぎ足で歩くのは、どの程度困難ですか
□困難でない　□少し困難　□中程度困難　□かなり困難　□ひどく困難

③休まずにどれくらい歩くことができますか（最も低いものを選んでください）
□2~3キロ以上　□1キロ程度　□300メートル程度　□100メートル程度　□10メートル程度

④2キロ程度の買い物（1リットルのペットボトル2本）をして、持ち帰るのはどの程度困難ですか
□困難でない　□少し困難　□中程度困難　□かなり困難　□ひどく困難

⑤家のやや重い家事（掃除、布団の上げ下げなど）は、どの程度困難ですか
□困難でない　□少し困難　□中程度困難　□かなり困難　□ひどく困難

（ロコモ25、ロコモ5のいずれも、自治医大整形外科学教室作成）

自立している高齢者だけが歩いていられる

「自分は大丈夫」という考えが一番危険

みなさんは、「自分は癌《がん》にならない」「交通事故にあわない」と思っていませんか。

しかし今や、2人に1人が癌になり、1年間に82万人が交通事故にあっています。それでも、「自分は大丈夫」と思っていませんか。

同様に、「自分は年をとっても寝たきりにならない」「ボケない」と思っていませんか。さらに、厚かましくも、「自分はそう簡単には死なない」と思っていませんか。

自分だけは大丈夫という根拠はどこにあるのでしょうか。少し冷静に考えればいかに根拠のない自信であるかがわかると思います。

多くの方が、根拠のない自信の下、何の準備も対策も立てずに漫然と日々を過ごしています。

また、そこまでいかずとも、「仮に自分が一人で生活できなくなっても、配偶者が、子どもが、誰かが面倒を見てくれる」と思い込んでいませんか。

2011年のデータですが、**家族を介護しながら働いている人は290万人もいて、そのうち年間10万人が介護離職しています。**

しかも、介護離職後、生活苦から親子共倒れのケースも増えているのが現状です。

家族に迷惑をかけないためには、いつまでも人の世話にならず元気に暮らすことが一番です。そのためには、元気なうちから寝たきりにならない準備が必用なのです。

その準備をしようという思いを邪魔するのが、「楽をしたい」「しんどいことはしたくない」という気持ちです。

楽な生活を極めた先が寝たきり

みなさんにとって、理想の生活とは何でしょうか。

「上げ膳据《ぜん》え膳で、座ったままご飯が食べられる」
「掃除や洗濯は誰かがしてくれるので、自分は何もしなくていい」
「どこかへ行くときは、誰かに車に乗せてもらえる」
「働かなくていい、しんどいことはしなくていい」

などといったことでしょうか。

寝たきりになると、料理をしなくてもいいし、それどころかベッドに寝たままご飯が食べられます。

もちろん、掃除も洗濯もしてもらえるでしょう。また、どこかへ行くときも、車いすが用意されているので歩かなくてもいいし、それどころかベッドで寝ていても用を足すことができます。

つまり、理想の生活（楽な生活）と寝たきりの生活は酷似しているのです。

「時代に合った高齢者」になろう

多くの方が加齢とともに、

「家での仕事がきついからやめる」
「自分で身のまわりのことをするのがしんどくてやめる」
「人にいろいろ世話してもらうことを望む」

などという選択を無意識にしてしまいます。老いがなせる業です。

若い人たちに世話になる高齢者が少なく、世話になる期間が短かった昭和まででは、高齢者が今までがんばってきた貢献《こうけん》に対し、若い人たちが世話をするということが当然の美徳でした。

しかし、高齢化率が25%を超えた2014年以降において、高齢者が今までと同じように望んでも、若者がそれに応えるのが難しいということは、冷静に考えればすぐにわかると思います。

今一度、家族に迷惑をかけたくないと思うなら、人に頼らず、人に何かを頼もうとせず、自力で生活することが自分の願いであると、強く認識することが大事です。

まして、頼る家族がいない「お一人様」の場合、いくつになっても元気に暮らせる体づくりに苦心しなければなりません。**人の世話にならず自立した生活ができることが、一番の願いであることを強く認識してください。**

朝起きて布団を畳んで片づけることをしんどいと思わない。家の掃除をすることをしんどいと思わない。買い物に行って荷物を持って帰ることをしんどいと思わない……。

甲子園を目指して猛特訓をしている球児たちは、厳しい練習をつらいとか嫌だとか思いません。目標に向かってやるべき努力をしている、そして目標を達成したいと思っています。

たとえ目標が達成できなかったとしても、無駄にしんどいことをしたとは考えないはずです。

これは若者に限ったことではありません。人が幸せになれるのは、望みがかなえられたときでなく、望みに向かって努力しているときなのです。

使わなければ、体だって錆びつく

退院したときは歩けていたのに……

高齢者が寝たきりになるきっかけの第1位は脳卒中《のうそっちゅう》です。以下、高齢による衰弱《すいじゃく》、認知症、骨折転倒、関節疾患が続きます。

寝たきりの「原因」ではなく、「きっかけ」としたのは理由があります。

きっかけは脳卒中、骨折転倒かもしれませんが、脳卒中や骨折で入院しても治療を受けリハビリをしたら、退院するときには杖を突きながらでも歩けていることが多いからです。

しかし、自宅に帰ってからやさしい家族やケアマネジャー、介護従事者から

「体を大事に」と言われ、本人も「無理したらいけない」と思ってじっとしているうちに歩けなくなった人が、寝たきりになってしまいます。

また、家族が安全第一と考え、極力歩かせないようにおとなしくさせて（じっとさせて）いたら、寝たきりになってしまったということも多く見受けられます。癌や肺炎などの病気で入院し、寝込むと、歩行能力が極端に低下することがあり、そのまま寝たきりになる場合もあります。

でも、日常的に動いていると末期癌の患者でも、亡くなる1週間前まで自宅内を歩くことができます。病気やけがで入院したからといって、退院後も「大事にしなきゃ」と寝ていることが多いと、結果として寝たきりになってしまいます。

高齢による衰弱は「廃用症候群」が主な要因

寝たきりは、単に年齢、病気、けがが原因ではなく、年齢、病気、けがをきっかけとし、体を使わない生活を続けた結果、体を使えなくなることが原因なのです。**それが、廃用症候群《はいようしょうこうぐん》です。**

廃用症候群とは、安静状態が長期にわたって続くことによって起こる、心身のさまざまな部位が機能低下などを起こす症状です。日ごろ私たちが体の中で動かしていない部分が、その結果として動かなくなって（働かなくなって）しまうのです。

筋肉を使わないと、その部分の筋力が衰えます。

関節を動かさないと、こわばって固まり、その関節は動きが悪くなります。

動くのをやめると、心肺機能が衰え、少し動いただけでもしんどくなります。

頭を使わないと、ボケます。

「年をとったから」ではなく、「使わなかったから」動かなくなったという場合のほうが多いのです。

ほとんどの場合、年齢は言い訳にならない

寝たきりのきっかけは、第2位が高齢による衰弱ですが、高齢による衰弱の

原因の一つが、足腰の廃用症候群です。

安静状態が長く続き、動かない（動かさない）生活を続けた結果、廃用症候群になるわけですから、動いて体の機能を取り戻せば、回復することだってできるのです。

つまり、**動かなかった結果、自立度が低下して寝たきりに近づいてしまったとしても、また動くことによって回復する可能性がある**ということです。

高齢者の自立度が低下し、寝たきりに近づいた原因は、病気でもけがでもありません。廃用症候群です。

ですから、病気が何であっても、どんなけがをしても、廃用症候群を予防することが寝たきり予防には一番大事なのです。

加齢とともに、体の機能が一様に低下していくのではありません。誰もが加齢とともに低下する機能と、体の中で使われていないために低下する機能があります。

体の機能低下をすべて年のせいにせず、日ごろの運動不足によることもあるのだということを知ってください。

そして、年をとってもできることがある、だからできることをして、達者で元気な高齢者になろうと、強く願ってください。

とにかく、人間は体を動かさなければ錆《さ》びついてしまいます。その錆も、落とせるうちはいいのですが、やがて完全に落とせなくなり、寝たきりになってしまっては回復の可能性は極端に低くなります。

完全に錆びつく前に、関節、筋肉、脳と、体のあらゆる箇所を意識的に動かしましょう。つまり、積極的に運動しようということです。

次の章からは、具体的にどのような運動をすればいいかについて触れていきます。

第2章

寝たきりにならない足腰をつくる方法

どれぐらい運動すればいいのか

自分に合った運動量から徐々に増やしていく

運動を始める前に、その方がどのような生活をどれくらい過ごしてきたのかによって、当然ながら必要な運動量が違ってきます。同じ運動をしても、きつい人がいれば、楽な人もいるのですから。

まずは、自分に合った運動量から徐々に増やしていくことが肝要《かんよう》です。

では、どれくらいから始めればいいのでしょうか。

詳しくは次項以降に譲りますが、ロコモ対策には筋持久力トレーニングが必《ひっ》須《す》です。

筋持久力トレーニングをおこなうには、脈拍《みゃくはく》を指標にする場合と、自覚的な運動強度を指標にする場合があります。

運動強度とは、運動する本人が発揮できる最高の身体能力を、数値で表したものです。その数値としては（最大）心拍数がよく使われていますが、**その人がどの程度で「きつい」と感じるかを尺度とするものを自覚的運動強度**といいます。

実際におこなう運動負荷《ふか》（このことを運動強度と呼ぶ場合があり、混乱しやすいので注意）は、目標によって運動強度の何％というように設定します。

たとえば、運動強度80％は「きつい」運動レベルでスポーツ訓練の運動負荷で、運動強度60％は「やや楽」におこなえる持久力トレーニング・レベルです。

目標運動心拍数

（最大心拍数－安静時心拍数）×運動強度＋安静時心拍数

最大心拍数＝２０１・７－０・５８３×年齢（簡易式＝２２０－年齢）

おおよその目安となる最大心拍数は、60歳で167／分、70歳だと161／分です。

健康づくりの運動（推奨《すいしょう》される運動）は、最大心拍数の50〜60％でおこなうことが望ましいとされています。

運動強度を50％とすれば、安静時心拍数が75の方の場合、60歳と70歳であればそれぞれ121、118（心拍数）が目標になります。

ちなみに、健寿《けんじゅ》（私たちが大阪を中心に運営している介護予防運動に特化したデイサービス）でおこなっている持久力トレーニング（5分間の足踏みや踏み台昇降など）をおこなっても、運動強度50％の心拍数を超える方は一部です。

運動強度は回数よりも自覚で決める

自覚的運動強度とは、運動を実施する人が、運動中に体にかかる負担を自分の感覚でとらえる強度です。本当にアナログ的なもので、あくまで本人の感じ方です。

同じ運動をしても、楽と答える人とややきついと答える人がいますから、心拍数のように機械的に数値を出すわけにはいきません。

いろいろな自覚的運動強度がありますが、私たち（健寿）は簡略化したものを使っています。

〈自覚的運動強度（健寿改訂版）〉

□楽
□やや楽
□ふつう
□ややきつい
□きつい

若者の場合、最大心拍数の80％が「きつい」、最大心拍数の70％が「ややきつい」、最大心拍数の60％が「やや楽」、最大心拍数の50％が「楽」な運動状態と考えられています。

自覚強度の決め方にはいろいろあります。有名なのは〈ボルグの運動強度〉というものですが、じつはその中には、「やや楽」と「ややきつい」のあいだはありません。

そこで、「やや楽」と「ややきつい」のあいだに、楽でもなくきつくもない「ふつう」の項目を入れました。

ただし、**筋力トレーニングの場合は、「ちょっとがんばっている〈ややきついかな〉」と自覚できる運動強度（負荷）を選択します。回数も、ややきついと感じるぐらいがいい**と考えています。

持久力トレーニングの場合、「やや楽」か「ふつう」と感じる負荷でおこないます。

「きついな」と感じたら、高齢者はそこで運動は終了です。きついと感じる運動をするべきでないと思います。

もっとも、マスターズなど大きな大会を目指している方は別です。そういう方は、普通の高齢者とは鍛え方が違うでしょうから、「きつい」と感じる量のトレーニングをおこなっても大丈夫でしょう。ただ、どんな方であってもやり過ぎは危険なので、その点は注意してください。

反対に、筋力トレーニングを楽に感じたり、やや楽だと感じたりする場合は要注意です。楽にできる運動量では、筋力や体力の強化につながりません。

「自分は老人なんだから、これぐらいでちょうどいい」とは思わないようにしてください。

それまでの運動に体が慣れてきて「楽だな」と思ったら、回数や負担を増やしてみてください。

年をとったことで体はどう変化したのか

「若者の運動を軽くやればいい」は間違い

本書では運動の大切さを説いていますが、では高齢者にふさわしい運動とはどのようなものでしょうか。ロコモ対策の運動をご紹介する前に、まずはその点をご説明しましょう。

そのためには、高齢者の体には一般的にどのような特徴があるのか、理解していただく必要があります。**これが、意外にも知られていないのです。**

基本的に、ロコモの対象者は若者ではありません。とくに転倒予防、寝たきり予防が必要な方々は、高齢者がほとんどでしょう。

しかし、一般におこなわれている運動の多くは、若者を対象に開発し、作り出されてきたものです。

体力や運動能力をさらに向上させたい若者の運動と、落ちてしまった体力や運動能力を維持・回復させたい高齢者の運動は、まったく別のものです。

若者と高齢者の体、運動機能、運動障害の問題点などは当然ながら異なります。

高齢者の運動には、その年齢の特性を考慮し、高齢者の問題点を改善させる運動プログラムが必要です。それは、若者にすすめる運動と同じではないはずです。

しかし、現状では多くの施設において、若者がおこなっている運動の回数を減らしたり、負荷を軽くしたり、あるいは安全のために座ってやらせている場合が大半です。

また、それを高齢者の側も甘受《かんじゅ》しています。これでは、せっかく運動しても目的を達成できません。若いときと年をとってからでは、運動する意味合いが違うのですから。

年をとったとき、自分の体は若いときとどこがどう違うのか知り、それを解決するにはどうしたら効果的なのかを、正確に知ることが大事なのです。

高齢者の体の特徴① 可動域が狭くなる

加齢とともに体は硬くなります。若い人の中にも体の硬い人はいますが、それとは異なるものです。

体が硬い若者に特徴的なのは、太ももの裏側にあるハムストリングという筋肉が硬いことです。

そのため、前屈しても指先が床に届かないという人が多くいます。もしかしたら、身に覚えのある方もいらっしゃるかもしれませんね。

一方、加齢とともに硬くなる要因は体の関節です。とくに動きにくくなる関節は、骨盤の仙腸《せんちょう》関節、背骨の椎間《ついかん》関節、肋骨《ろっこつ》の肋椎《ろくつい》関節、肩甲胸郭《けんこうきょうかく》関節で、これらは体幹の関節です。

両者の違いは、これでおわかりですね。

つまり、高齢者が柔軟《じゅうなん》体操をする際は、筋肉をやわらかくすることより、関節を動かしやすくすることを目標とする必要があります。静止して筋肉を伸ばすストレッチでなく、ラジオ体操などのように体を動かすことによって関節の可動域を広げる意識が重要です。

関節、筋肉には動く範囲（可動域）があり、可動域を超えて動かすと痛みが出ます。それゆえに、体幹の硬い関節は、動いたときの体の痛みの原因にもなるのです。

具体的な可動域改善の方法は、のちほどご紹介します。

高齢者の体の特徴②　筋力が低下する

筋力低下は50歳ごろから始まり、60歳を過ぎると急激に低下します。80代にもなると、筋力は若いときの半分ほどになってしまうのです。

しかし、80歳になると、たしかに筋力は半減してしまいますが、じつは筋量の減少は若いときの30％程度に留まります。

その人が持っている筋量で、出せる筋力も決まってきます。その筋力を出しきる能力を筋出力と言います。

高齢者は、日ごろ力を出す行為をしていないために、この筋出力が低下しています。

その結果、潜在的にはある程度の筋量があるのに、その力を発揮することができず、周囲からは「力がない」と評価されているのです。また、本人もそう思い込んでいます。

筋量を増やす筋トレより、筋出力をアップさせる運動をすると、短期間で筋力がアップします。

最も衰えやすい筋肉は、体幹と下肢の筋肉なので、ここを鍛えることが大事です。

この鍛え方も、のちほど詳しくご紹介します。

また、俊敏性《しゅんびんせい》の衰えも、この筋肉の衰えに理由があります。筋肉の中でも、とくに速く動かす筋肉（速筋）が減少しやすいため、加齢とともに動作が緩慢《かんまん》になり、素早く動きにくくなるのです。

高齢者の体の特徴③　持久力が衰える

関節の可動域や筋力と並んで、目立って衰えるものが持久力です。持久力が衰える原因も、加齢と運動不足にあります。

持久力が低下すると、外出したり、家事をしたりなど、何かを短時間しただけでも、しんどくなって疲れてしまいます。若いころと同じように動けないと実感しやすいのも、持久力の衰えが原因となっていることが多くあります。

高齢者の体の特徴④　バランス能力が鈍る

バランス能力も、加齢とともに低下していきます。そのため、体の安定感がなくなり、歩行中や立ち上がった際に、ふらついて転倒しやすくなるのです。

まだ下肢の筋力がしっかりしている方でも、バランス能力が低下してくると、歩行に自信が持てず、無意識に歩行時に膝《ひざ》を上げなくなります。その結果、すり足になり、つま先が上がらないのです。

そうなると、またつまずきやすくなりますから、そのうち、転ぶ→足を上げない→転ぶ……と、負の連鎖にはまってしまいます。

こういう方は、まず**「年だから自分の足が上がらない」のではなく、「不安だから自分で足を上げない」歩き方を、無意識のうちにしている**ということに気づかなければいけません。

持久力とバランス能力を維持・回復させるトレーニングも、のちほど紙幅を割いてご説明します。

高齢者の体の特徴　⑤体形・姿勢が悪くなる

腰が曲がる、背中が曲がる、頭が前方に移動してしまう、肩甲骨《けんこうこつ》が前外側《ぜんがいそく》に移動する、肋骨と骨盤のあいだが狭くなる、肋骨が腹部に入り込む、踵《かかと》重心、膝が伸びきらない……体形や姿勢のことをあげれば、それこそキリがないほどあります。

不良姿勢は、さまざまな災いを体にもたらします。正しい姿勢のとり方に関しては第4章で詳しく述べますので、トレーニングに関しての説明も、そちらに譲ります。

さて、高齢者の体の特徴を改めて並べていきましたが、漠然と筋トレだけをやっていても、思ったような効果は出ないだろうという予測がついたと思います。**筋力低下が唯一すべての原因ではないからです。**

次項では、本項で触れた可動域、筋力、持久力、バランス能力について、実践的なトレーニングをご紹介します。

筋トレだけやっていても意味がない

組み合わせることで運動の効果が出る

トレーニングは、間違った運動をやり続けたところで、ロコモ対策に効果は出ません（何もやらないよりはマシでしょうが）。また、若いときにやっていたトレーニングと、高齢になってからのやり方では、勝手も違います。

そこで、どのような筋トレをおこない、どのような運動を組み合わせたらいいのかを、本項でご紹介します。運動の回数としては（明記していない限り）、それぞれ本人ががんばってできる7～8割はやりましょう。できれば毎日やってほしいのですが、難しいなら1日おきでも構いません。

可動域改善トレーニング

〈手伸ばし〉……胸郭（胸の外郭をつくる骨）の動きを取り戻す

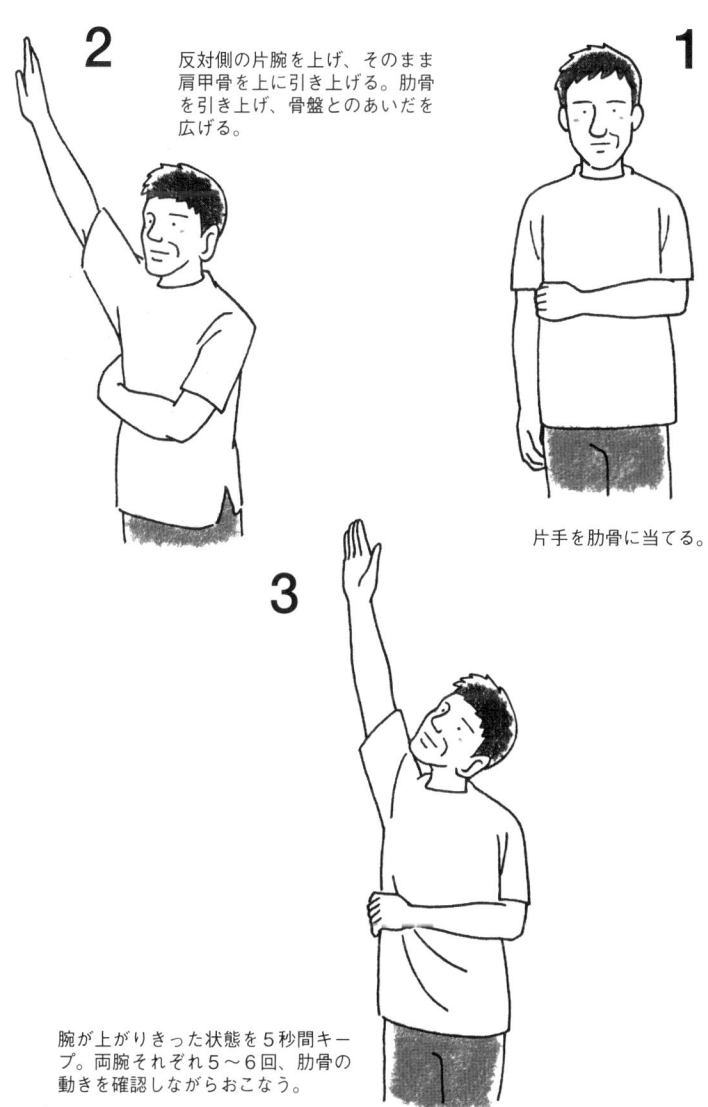

1

片手を肋骨に当てる。

2

反対側の片腕を上げ、そのまま肩甲骨を上に引き上げる。肋骨を引き上げ、骨盤とのあいだを広げる。

3

腕が上がりきった状態を５秒間キープ。両腕それぞれ５〜６回、肋骨の動きを確認しながらおこなう。

〈背中反らし〉……背骨を反らす（脊椎伸展）ことで関節の動きを改善させて、動きやすい背骨にする

1

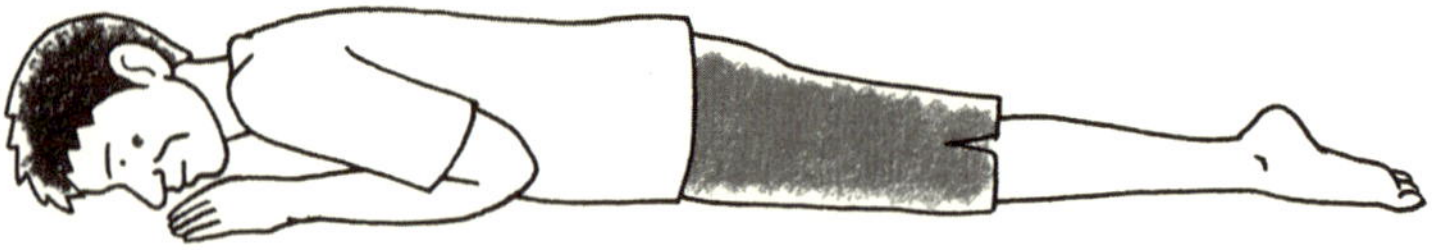

腕を曲げて、肘をついた状態でうつぶせになる。
背筋を使って背中を反らせていく。

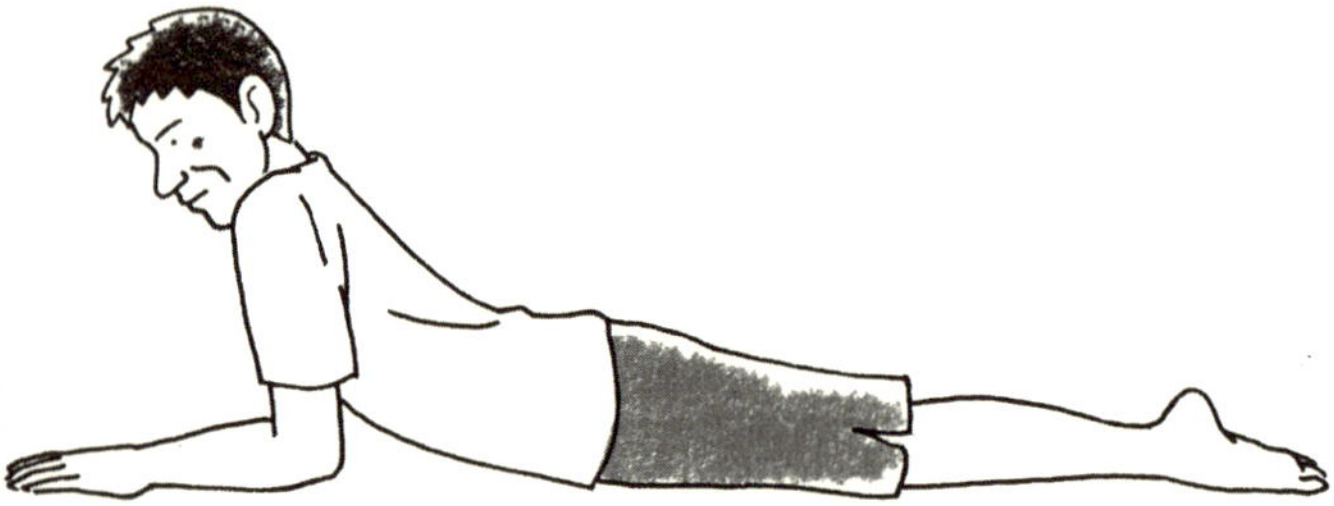

2

背筋の力だけで上がらない場合は腕の力を借りる。
体が硬い人は、肘はつけたまま肩を上げたところで、背中を伸ばす。

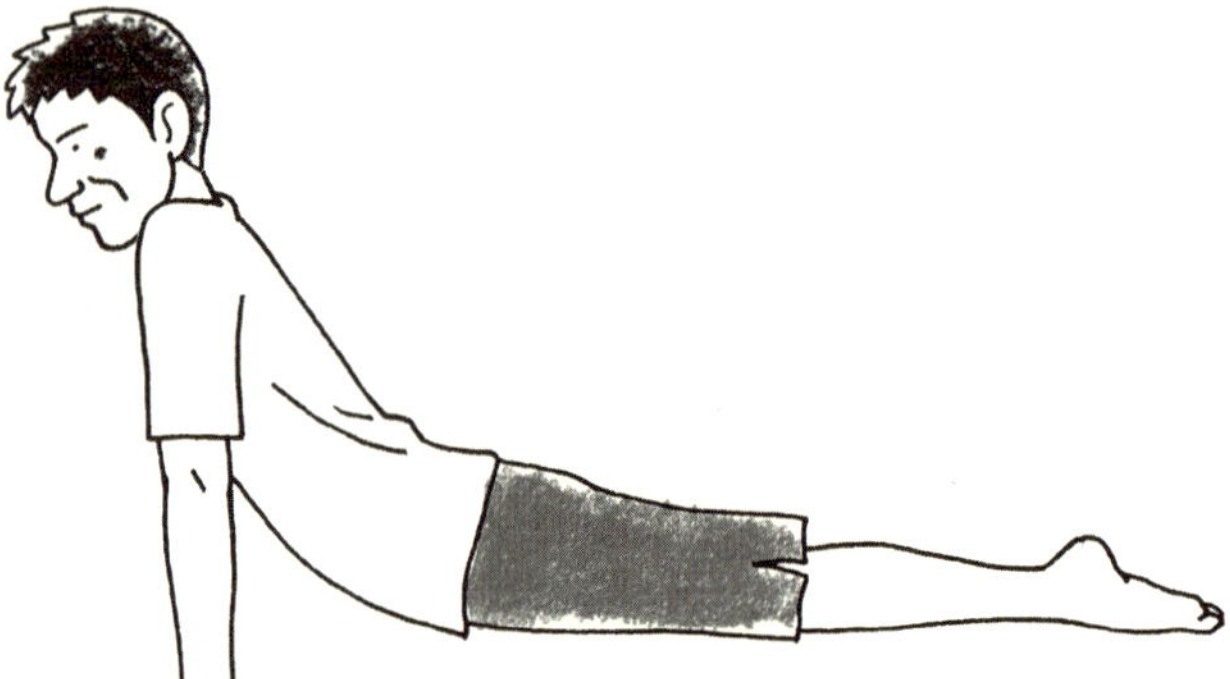

3

体が柔らかい人は、腕を伸ばして肩を上げ、背中をさらに伸ばす。
どちらも息を吐きながら10～30秒伸ばす。また、痛くなる手前でやめること。

〈側屈〉……背骨を横に曲げる動きを改善させて、動きやすい背骨にする

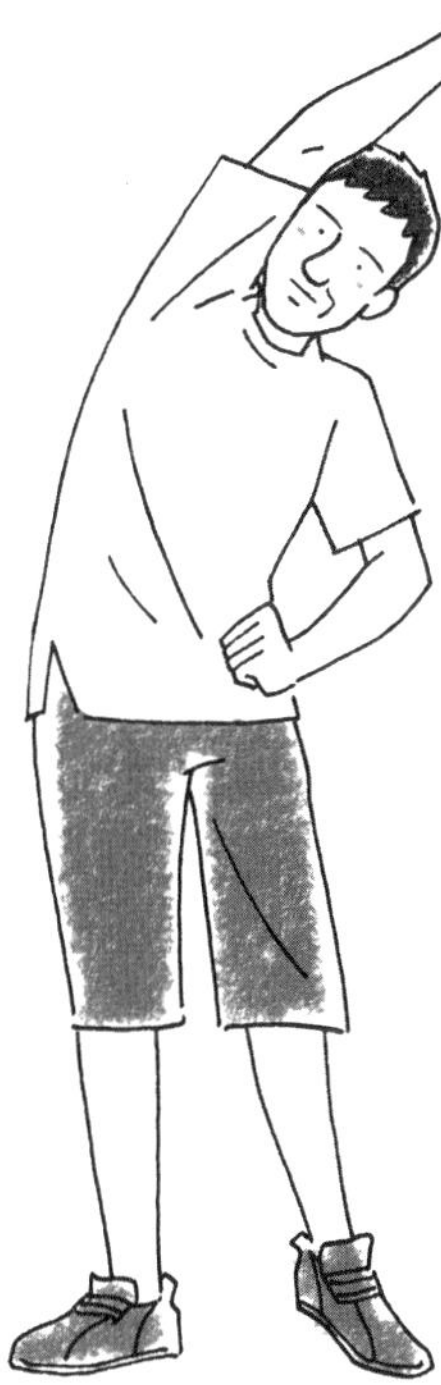

腕を伸ばす反対側の足は、つま先立ちの状態にする。伸ばす側の脚と体幹で「く」の字になるように。左右5回ずつ3セットおこなう。

〈膝股屈伸〉……股関節と膝関節を同時に曲げ伸ばしすることによって、動きやすい下肢にする

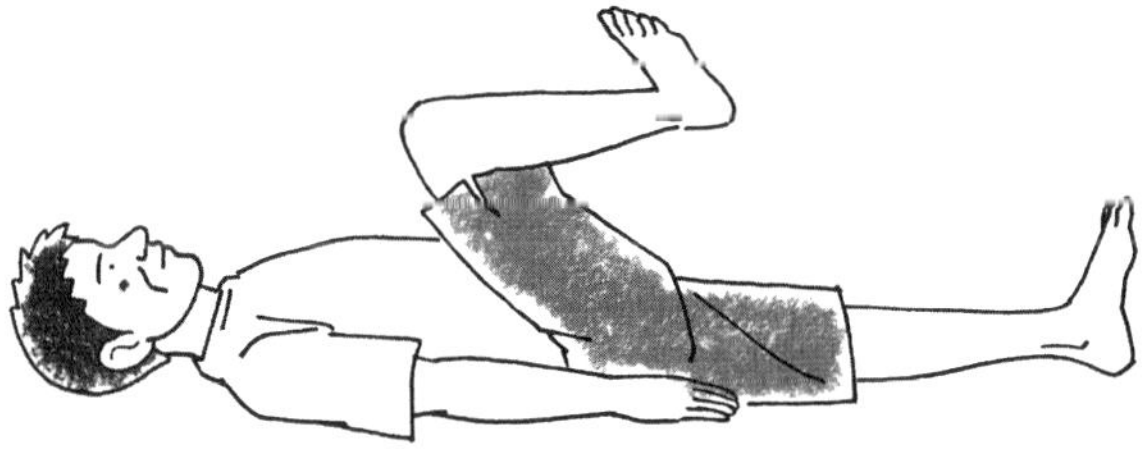

膝と股関節を一緒に、ゆっくり屈曲伸展をおこなう。膝に手が届いたら手で引き寄せてもいい。左右5回ずつ3セットおこなう。

筋力トレーニング

〈椅子スクワット〉……大腿の筋力アップ。立って歩くために重要な大腿四頭筋とハムストリングを鍛える

1

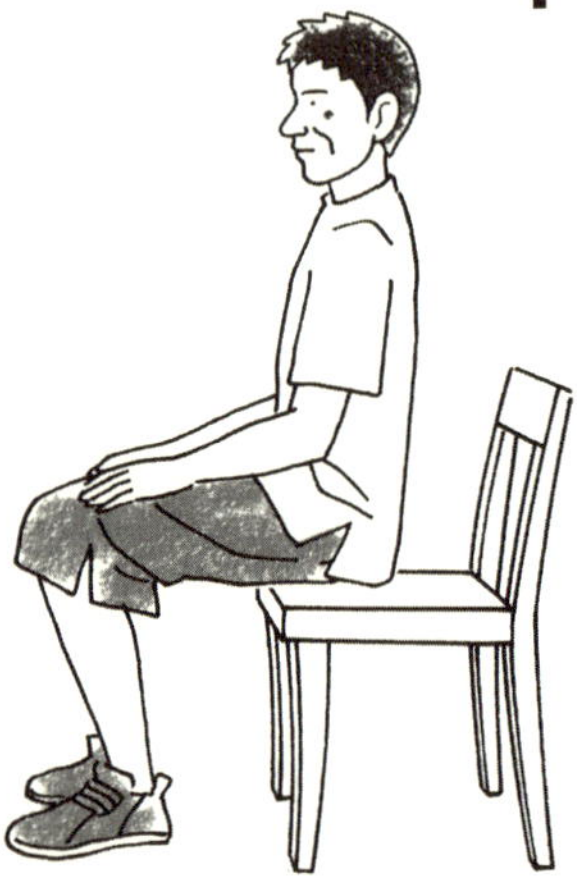

椅子の前半分だけを使って浅く座る。

2

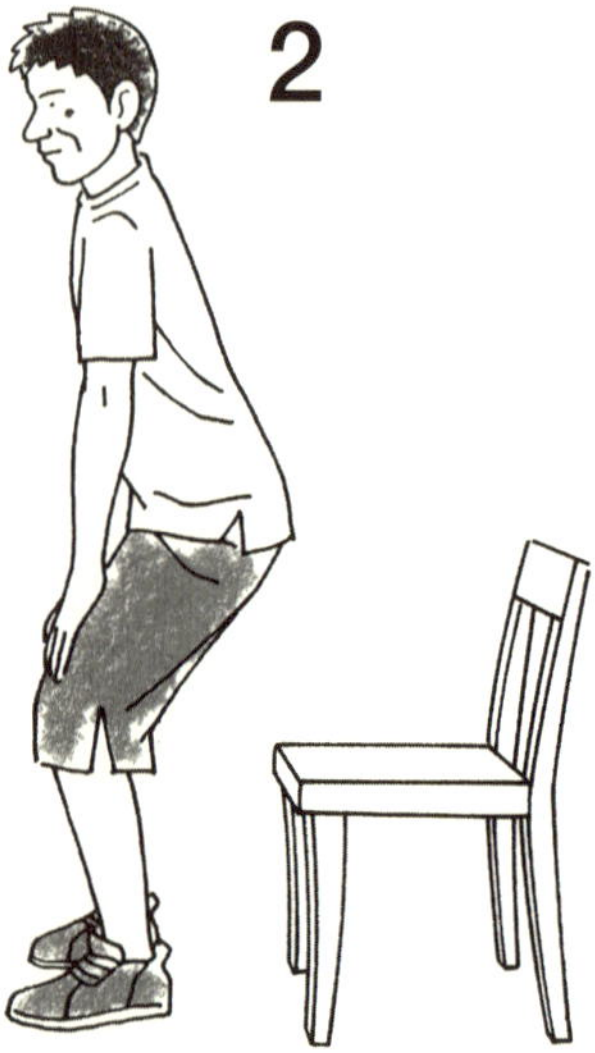

背筋を伸ばし、膝と股関節の屈伸で立ち座りを繰り返す。

3

お腹が出ないように注意

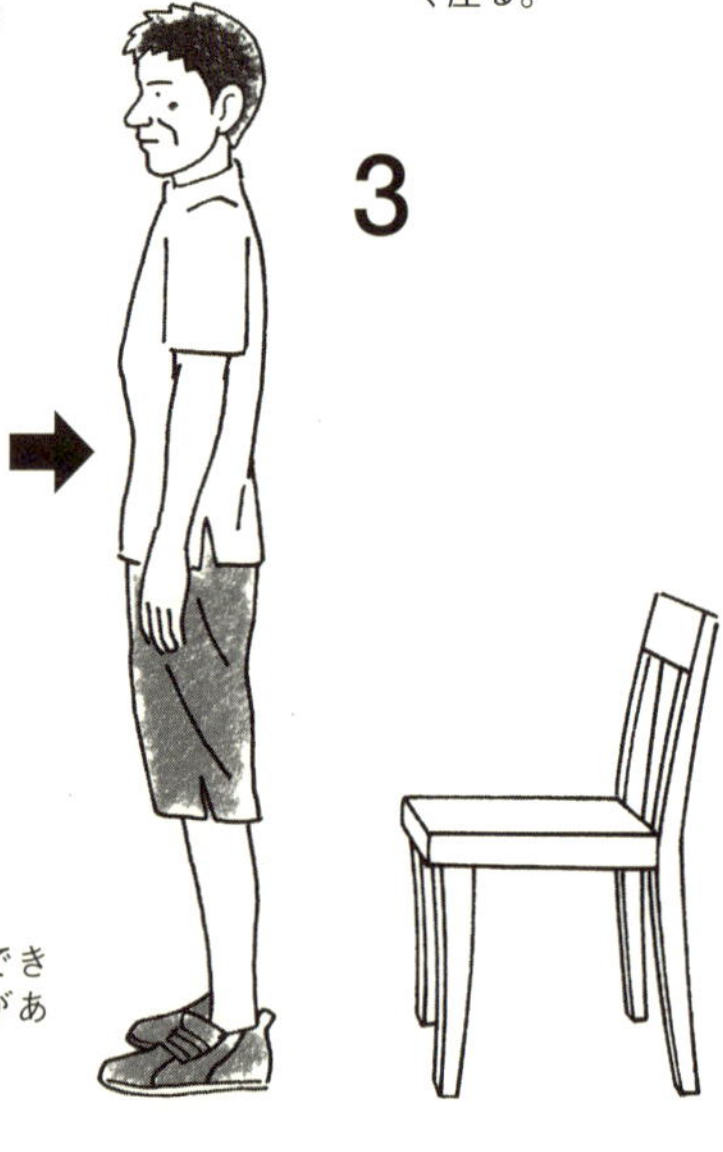

10回からスタート。きつい人は、できる回数の８割からスタート。余裕があれば20回まで増やしていく。

〈バックブリッジ〉……体幹筋力（コアマッスル）を鍛える

1

仰向けに寝て、胸から膝まで一直線になるようにお尻を上げる。

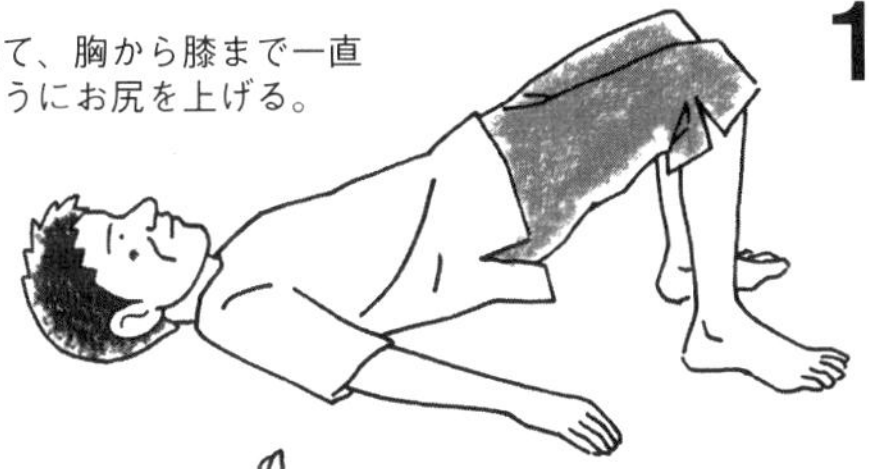

2

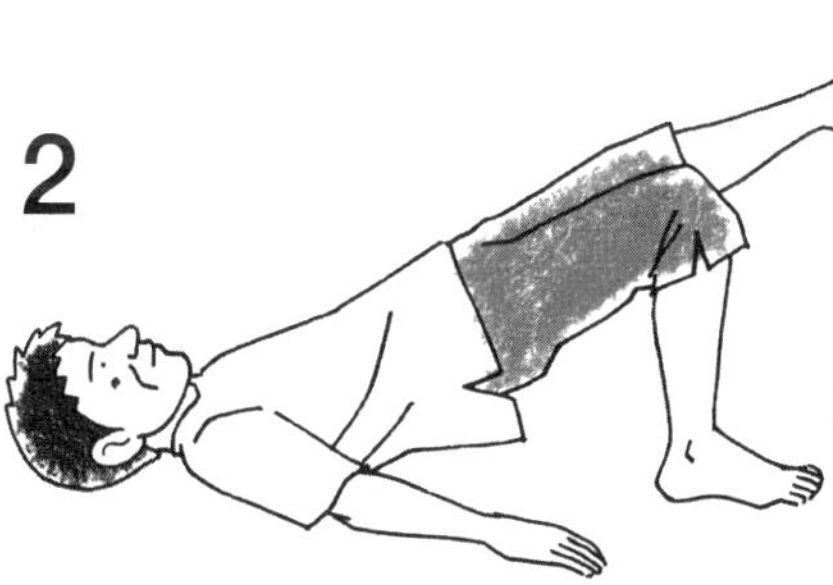

片足を伸ばした不安定な状況で、骨盤をぐらつかせずに安定させる。左右４〜５回。

〈ハンドニー〉……体幹筋力（コアマッスル）を鍛える

1

背中を水平にして四つ這いになる。

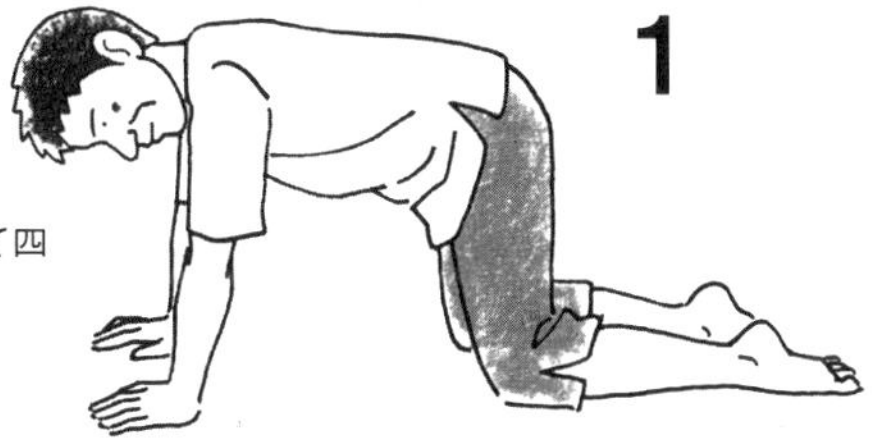

2

手足を伸ばした不安定な状況で、骨盤をぐらつかせずに安定させる。左右４〜５回。

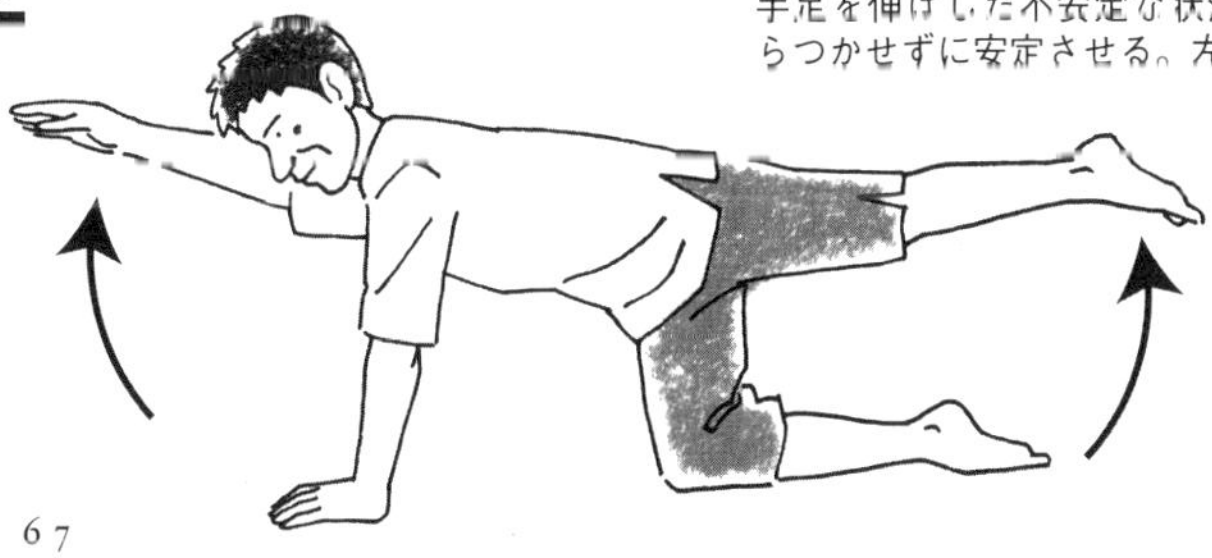

〈踵歩き〉……つま先を上げる筋力を鍛える

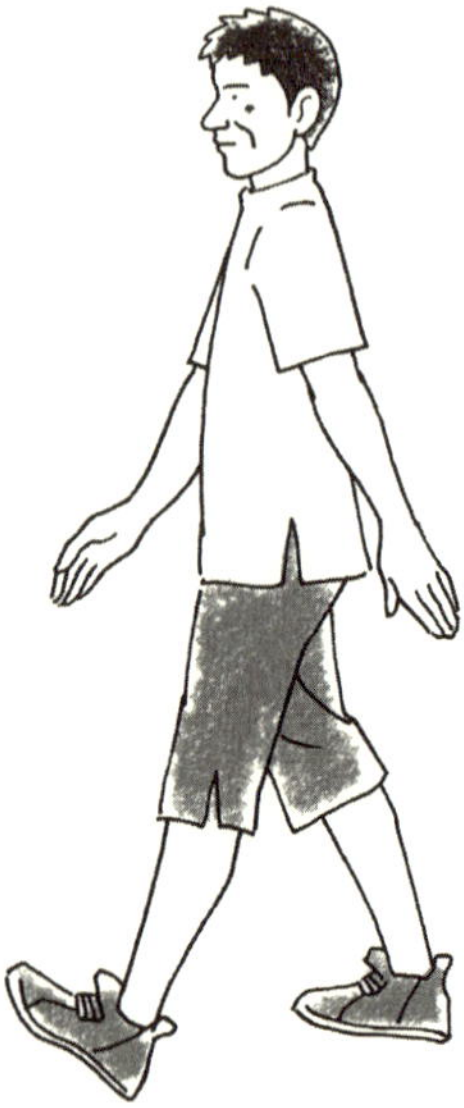

踵だけを床につけて歩く。後ろに倒れないように注意。5～20歩歩く。

〈つま先立ち〉……地面を蹴り、前に進む筋力を鍛える

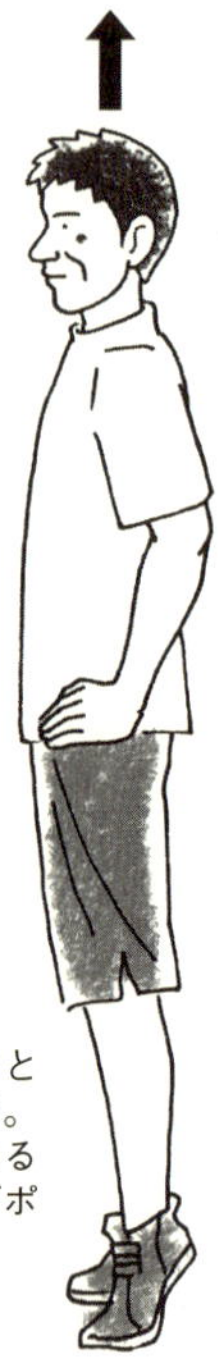

足を肩幅に開いて立ち、ゆっくりとつま先立ちをして2～3秒止める。背筋を伸ばして、天に引っ張られるようにまっすぐ伸び上がることがポイント。5～10回。

〈膝伸展〉……大腿四頭筋（太ももの前の筋肉）を鍛える

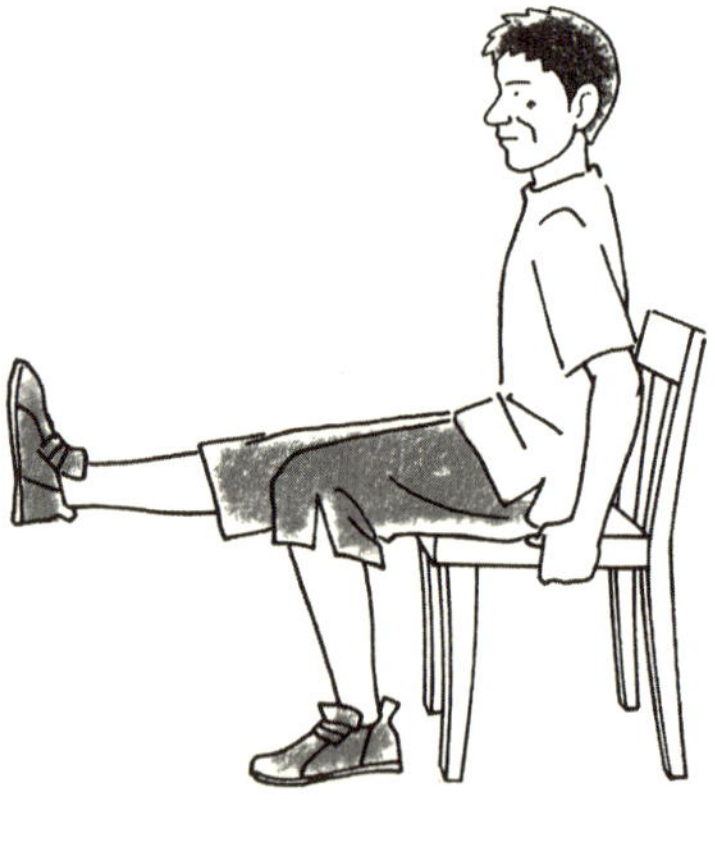

膝を伸ばすときは伸ばしきること。余裕があれば、足首に1～4キロまでの重りをつける。左右5～10回ずつおこなう。

持久力トレーニング

〈足踏み〉……持久力を鍛える

1

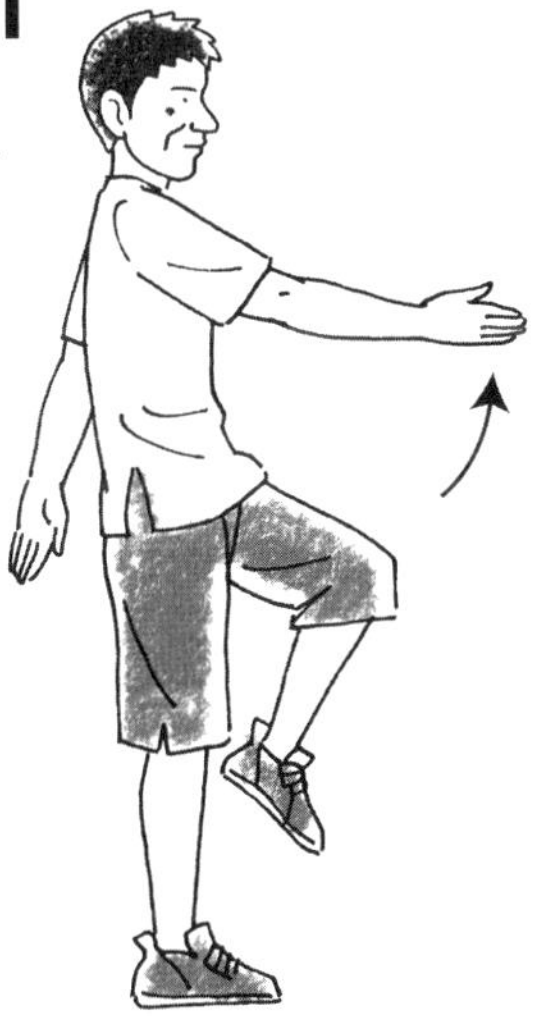

姿勢を正し、足を地面から上げる。足を上げる高さは５分間続けていられる高さ。途中でしんどくなってきたら、低くなっても（しても）構いません。

2

腕をしっかりと振る。

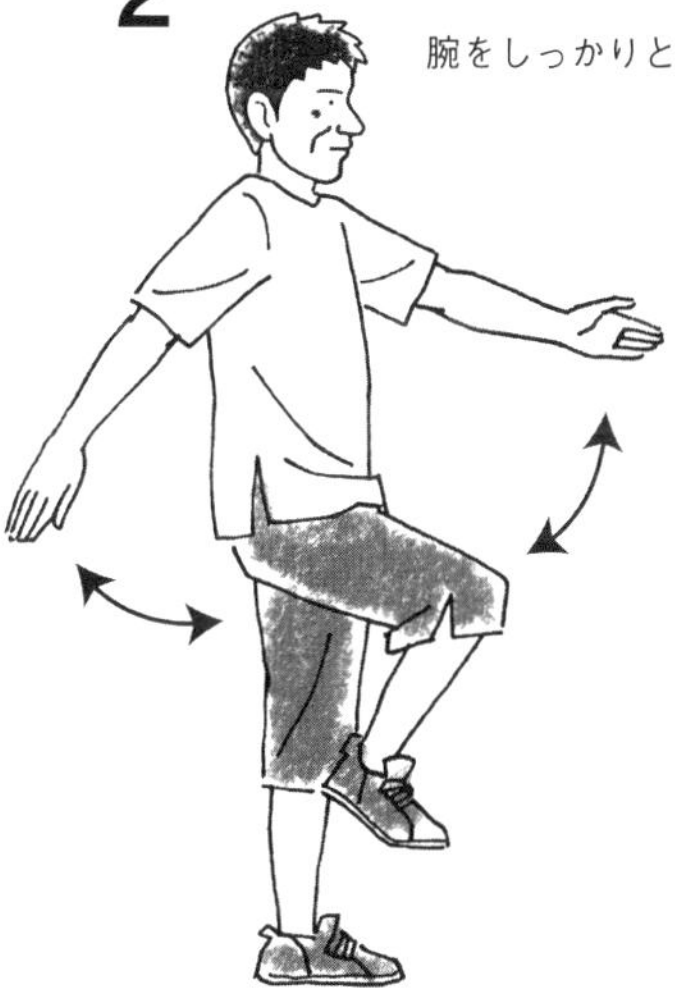

3

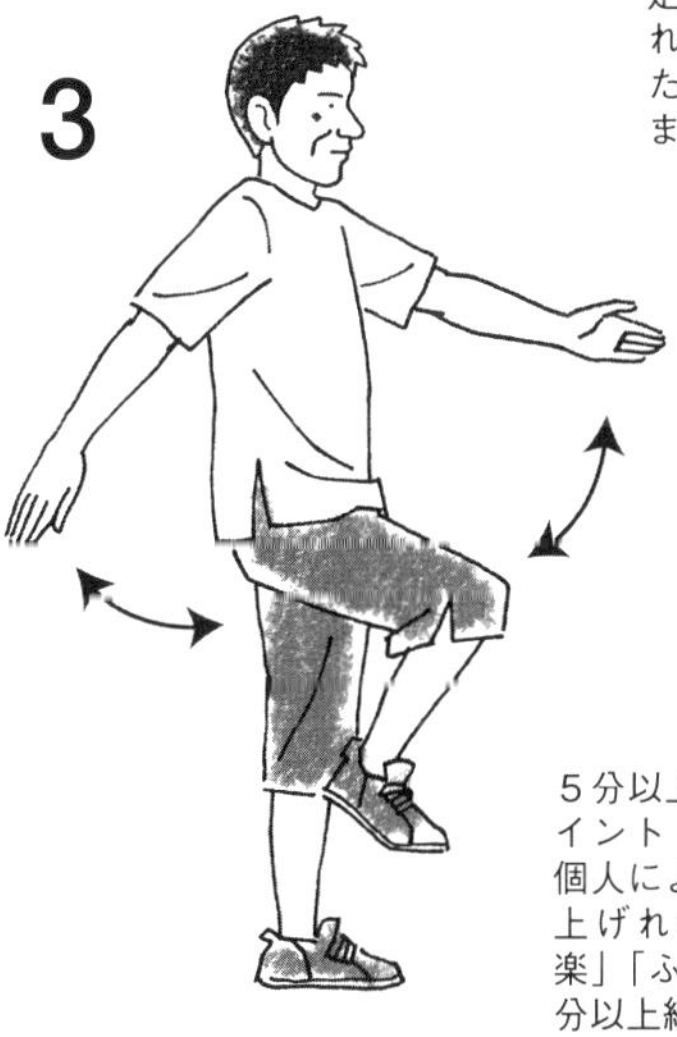

５分以上続けて足踏みをおこなうことがポイント（目的）。足を上げる高さ、速さは個人によって変えてＯＫ。足を高く、速く上げれば、負荷は大きくできる。「やや楽」「ふつう」にできると思う負荷で、５分以上続けることで持久力がつく。

〈ボクササイズ〉……体全体を使いながら楽にできる動作を、ゆっくり繰り返しおこなうことで持久力を鍛える

1

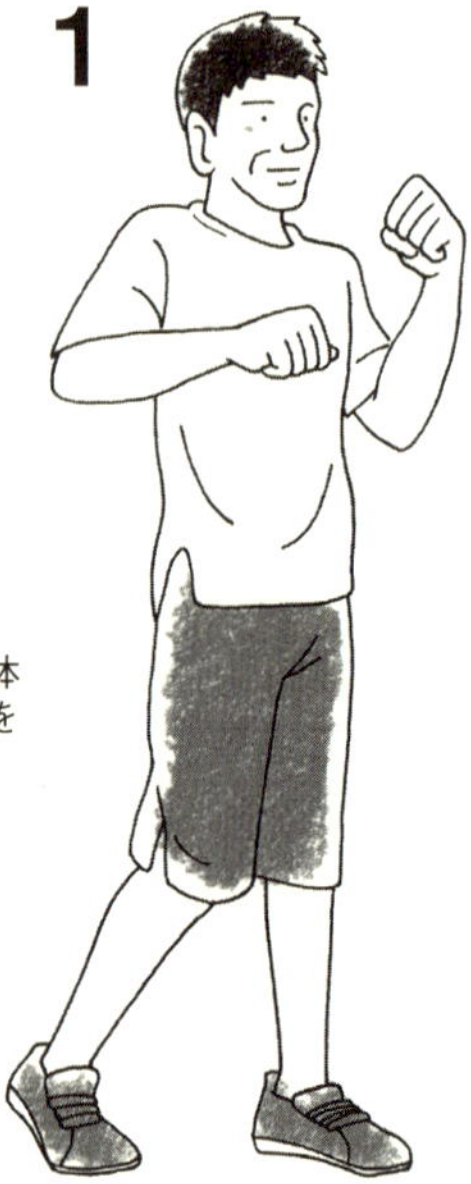

腕だけで打つのではなく、体をひねりながら肩、腰、足を使って腕を前に出す。

2

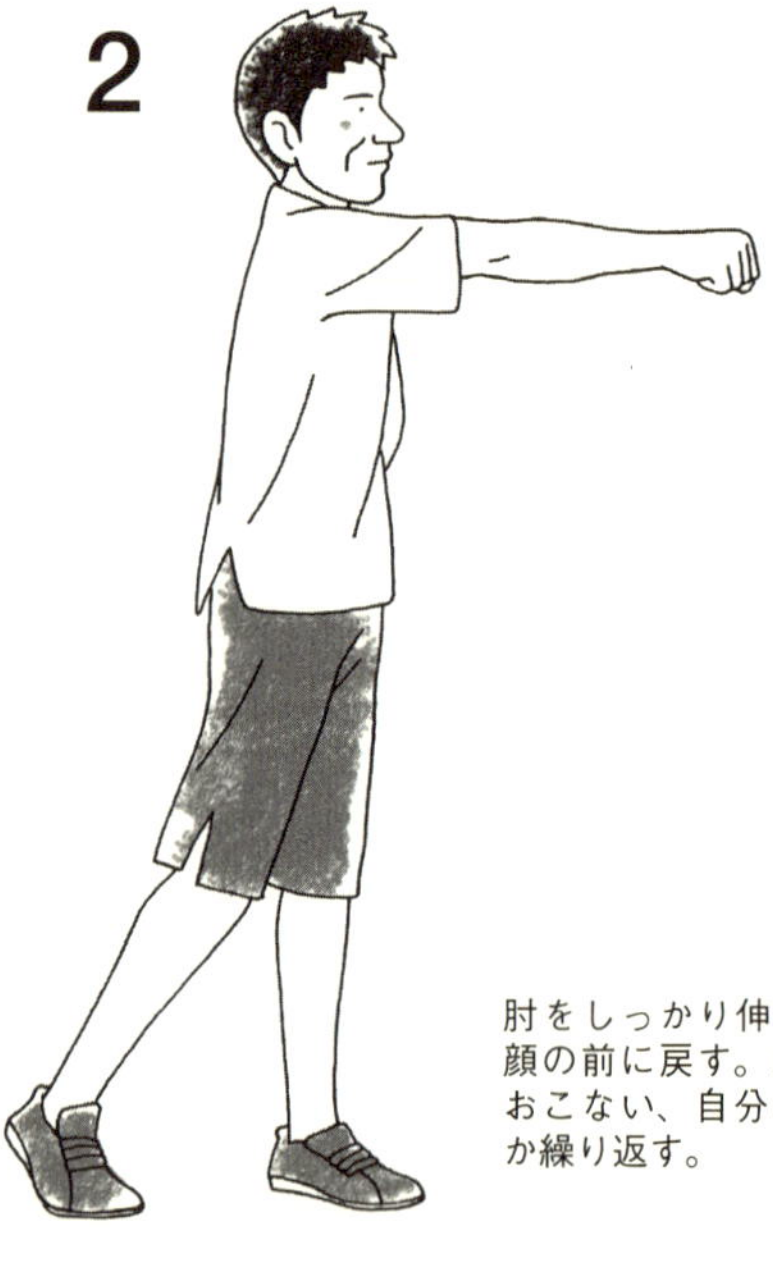

肘をしっかり伸ばしきったら、腕を顔の前に戻す。片腕あたり５回ずつおこない、自分の体力に応じて何度か繰り返す。

〈泳法トレーニング〉……体全体を使いながら楽にできる動作を、ゆっくり繰り返しおこなうことで持久力を鍛える

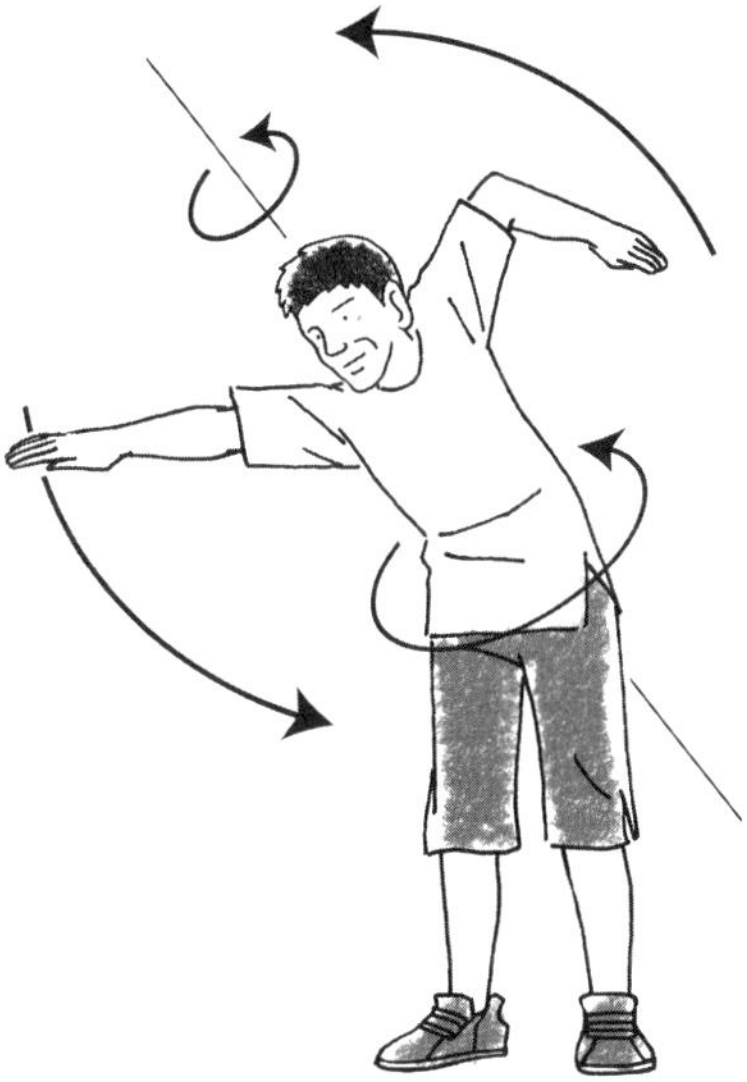

クロール……交互にゆっくり腕を回す。腕や上半身だけではなく、体全体で回すように体幹を回旋させる。背中を曲げておこなうと腰に負担がかかるので、背中をまっすぐにしたまま股関節を曲げて前傾する。

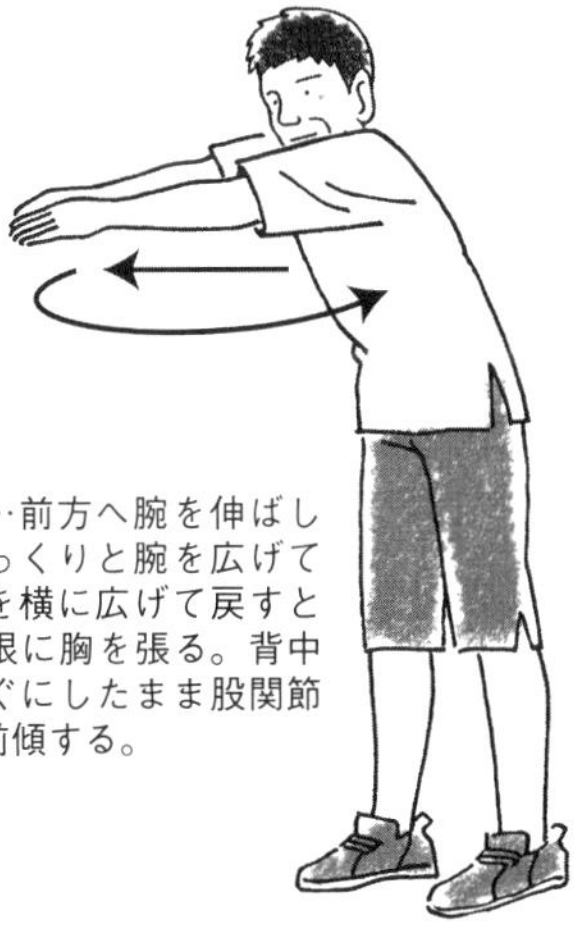

平泳ぎ……前方へ腕を伸ばしきり、ゆっくりと腕を広げて戻す。腕を横に広げて戻すときは最大限に胸を張る。背中をまっすぐにしたまま股関節を曲げて前傾する。

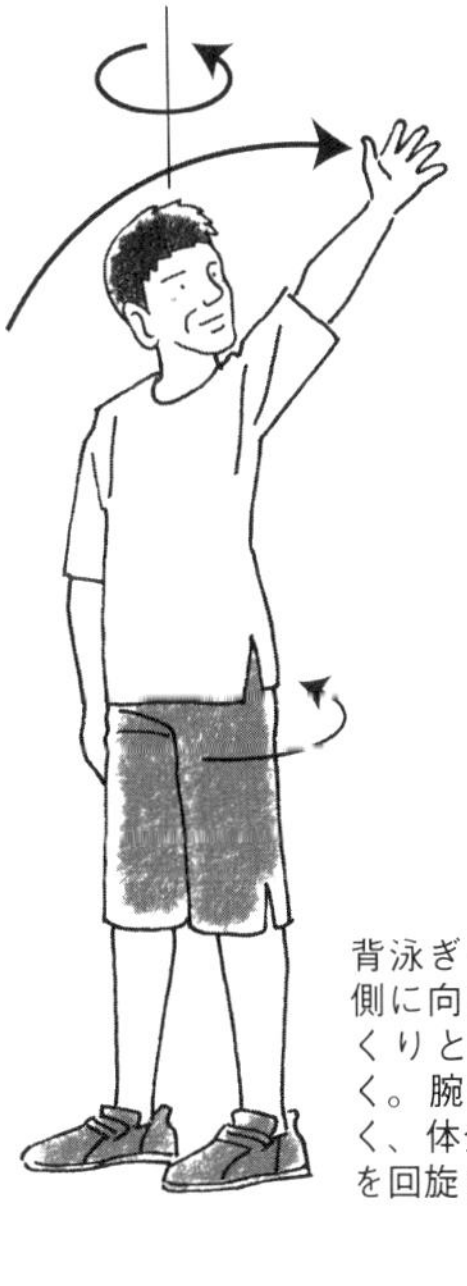

背泳ぎ……手のひらを体の外側に向けて、小指側からゆっくりと腕を後ろに持っていく。腕や上半身だけではなく、体全体で回すように体幹を回旋させる。

立ったまま、クロール、平泳ぎ、背泳ぎの動作を繰り返し1分間続けておこない、持久力がついてきたら徐々に時間を伸ばしていく。

バランス能力トレーニング

〈片足立ち〉……静止するバランス力を高める

前

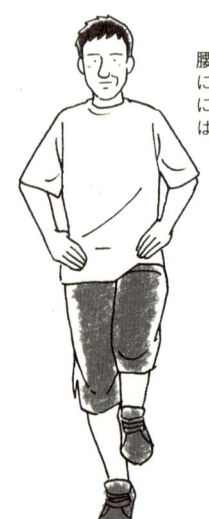

腰に手を当てて片足で立つ。30秒を目標にし、できれば60秒。ふらつく場合は壁に指を１本つき、それでもふらつく場合は手をつく。

横

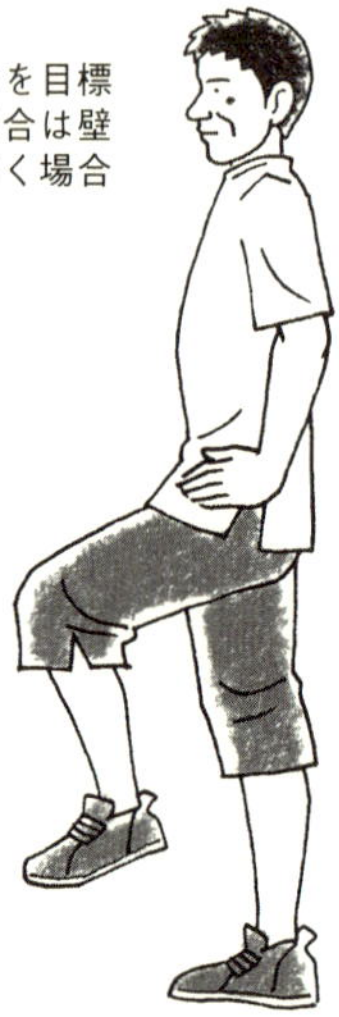

〈四股踏み〉……素早く重心を移してもバランスをとる能力を鍛える

1

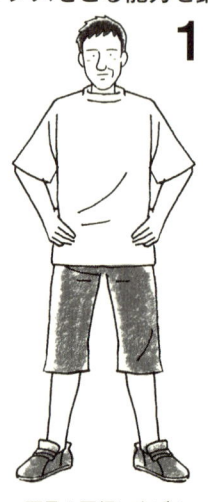

両足を肩幅に広げる。

2

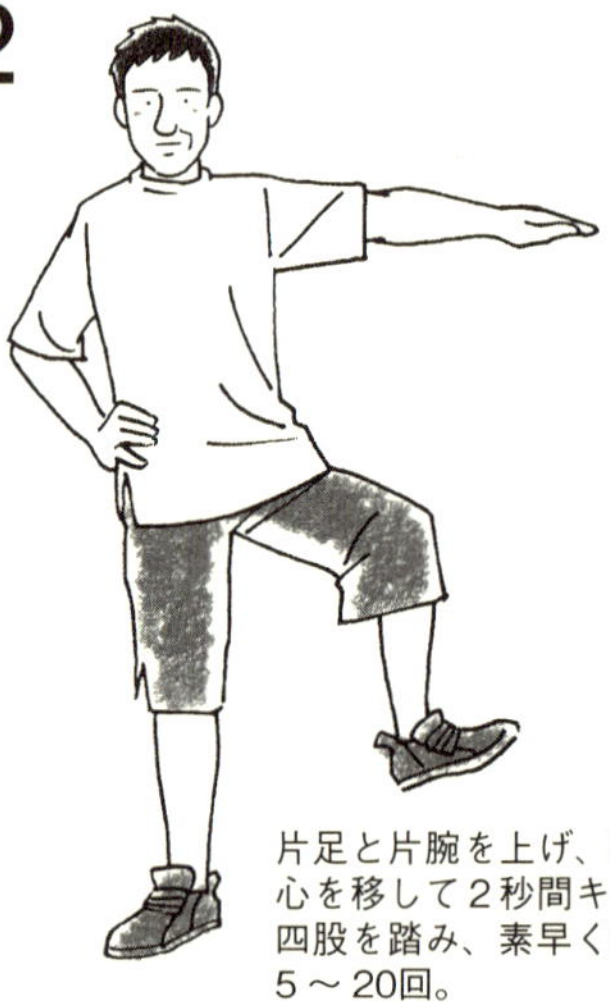

片足と片腕を上げ、残した足に重心を移して２秒間キープ。交互に四股を踏み、素早く重心を移す。５～20回。

〈重心移動訓練〉……とっさのとき、さっとバランスが取れるようになる

1

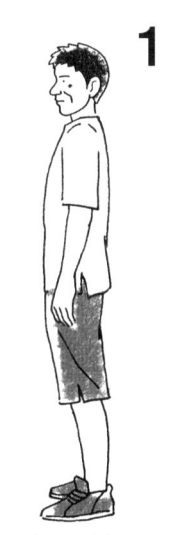

まっすぐ立つ。

2

片足を前に踏み出し、出した足に重心を移動。このとき視線は前方へ、つま先と膝はまっすぐ進行方向へ。

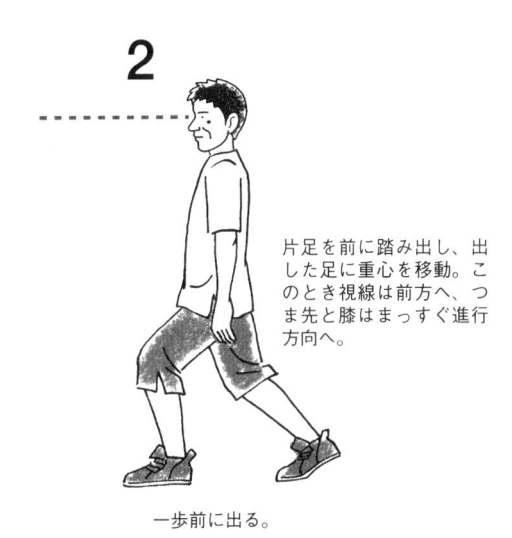

一歩前に出る。

3

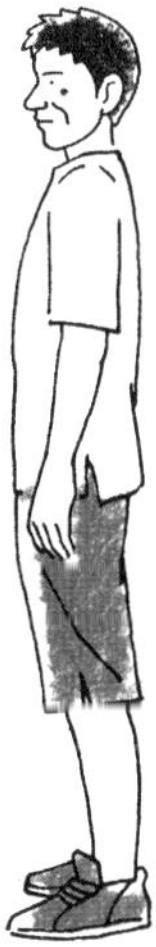

足を戻してまっすぐ立つ。

4

片足を後方に出し、出した足に重心を移動。このとき視線は下へ。上を見ると後ろに倒れやすいので注意。回数より上手にできているかが重要ですが、目安としては5回ほどおこなえばOK。

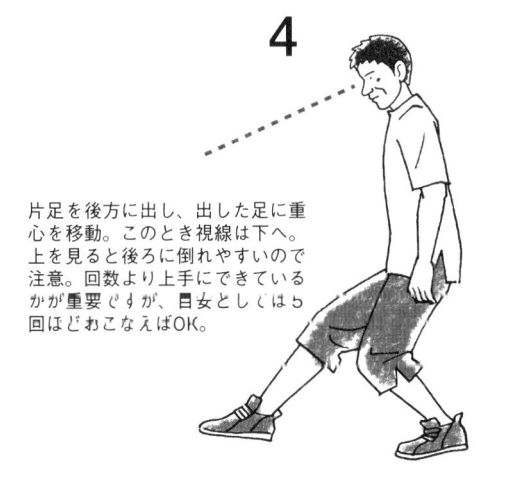

一歩後ろに下がる。

方向転換

1

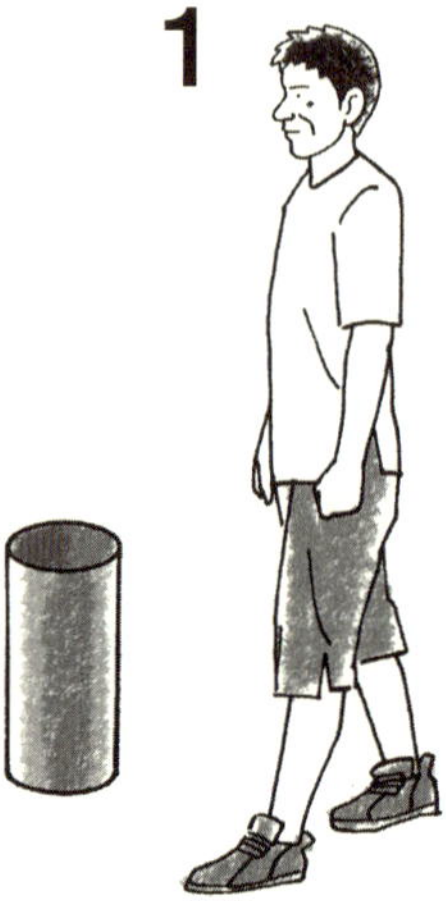

まっすぐ前に向かって歩く。

2

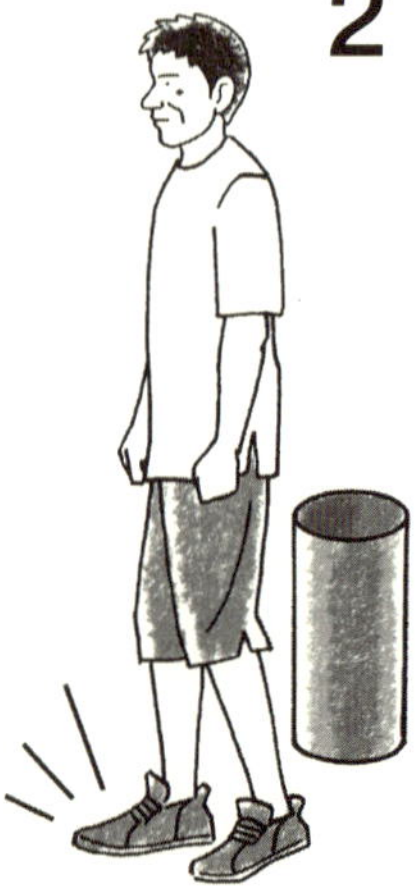

方向転換する側の足を、
一歩出す。

3

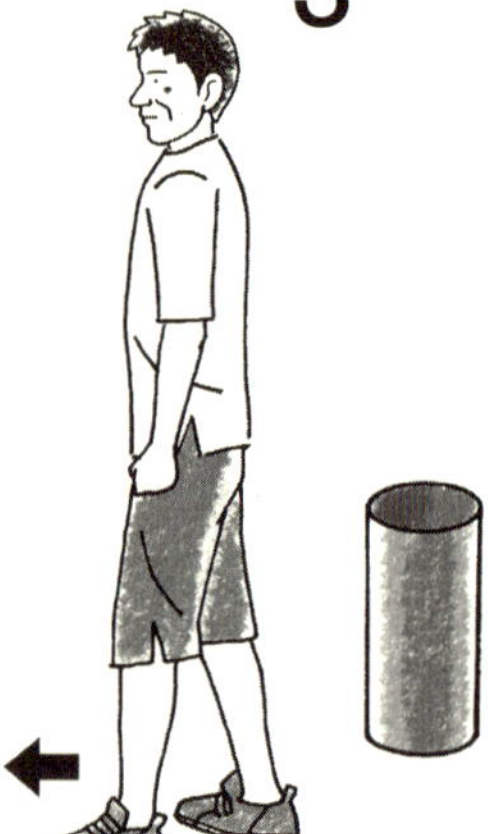

外側の足を一歩踏み出す。

4

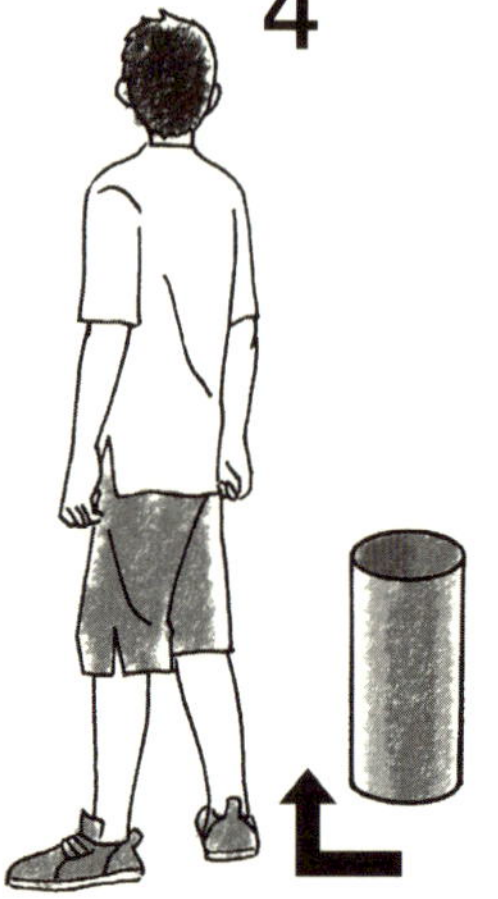

方向転換する側の足を、踵の位置は
変えずに、進む方向に90度向きを
変える。

5

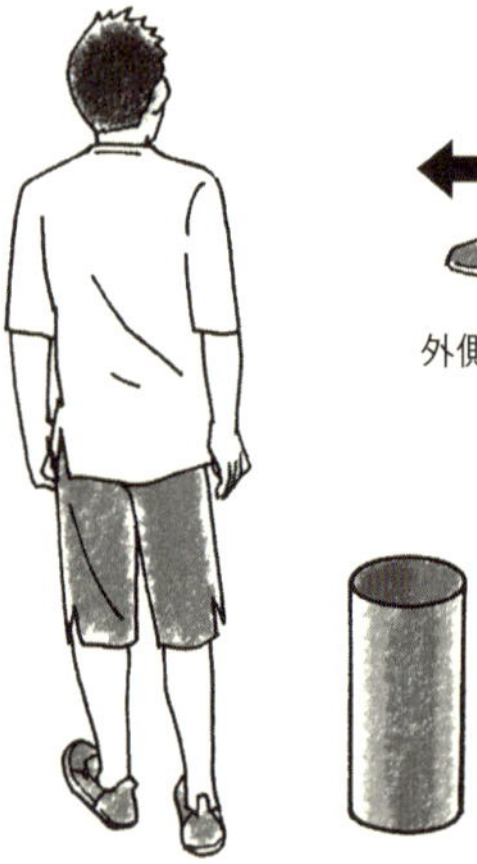

外側の足を進む方向に向ける。

ある老人ホームにおいて、施設内にある設置カメラで撮影したビデオ数年分の転倒シーンを解析した結果、一番多かった原因は方向転換のときだったという報告がありました。向きを変えるときに下肢がクロスしてバランスを崩《くず》して転倒するのです。

のちの章でも触れていますが、転倒は高齢者にとって怖いものです。ここで紹介した方向転換の運動は、当院でも指導しています。このやり方をマスターしてください。

また、ここで紹介したもの以外にも、俊敏性を鍛えるトレーニングもおこないましょう。これには高速足踏みが有効です。

69ページで紹介した足踏みの応用で、速い足踏みを5秒、ゆっくりした足踏みを5秒、順ぐりに繰り返す運動です。このとき、足は少し上げるだけという点に注意してください。

同じことを腕でおこなう高速腕振りもありますが、その際には肘《ひじ》を90度曲げて、できるだけ振るように心がけましょう。

運動する習慣を生活に取り込もう

運動を長続きさせる秘訣

若いころに運動する習慣があったわけでもなく、いきなり「さあ運動してください」と言われても続かないという方が多いようです。

そういった方々には**「運動を習慣にしてはいかがでしょうか」**とご提案しています。顔を洗ったり、着替えたり、朝食をとったりなどと同じように、運動を習慣にしてしまうのです。

習慣になってしまえば、まずやり忘れるということがなくなります。そのうち、歯みがきなどと同じように、運動しないと落ち着かなくなってくるのです。

あるいは、食べることと同様に、運動することが好きになってきたという方もいます。好きなものなら続けられますから、「運動が続かない」などという悩みとは無縁になりますね。

そして、特別なことをするとは考えないこと。未経験のスポーツをしようというのではありません。

どんな人でもできる内容の運動プログラムですので、「とりあえず、やってみるか」と思って始めてみてください。

まずは2週間を目標に今から始める

次のアドバイスとしては、運動の重要性を意識することです。「気が向いたからやる」ではなく、「やったほうがマシ」でもまた足りません。

「寝たきりにならないためには運動が必要だ、大事だ」と強く認識するのです。

そう思わなければ、いつの間にかやめてしまいます。

具合が悪いからするのではなく、必要なのだから、症状がなくてもする必要があると認識しましょう。

運動を続けるには強い意志が必要ですが、この意志を保ち続けることも、精神的な若さにつながります。

風邪をひいてしんどいときは薬を飲んでいても、ある程度よくなってくると飲むことを忘れたり怠《おこた》ったりする方がいますね。風邪のときはそれでいいのですが、老いから若返ることは絶対にないのですから、寝たきりを予防する運動を忘れることがあってはいけません。

最後に、日常生活の中に運動を取り込むこともできます。たとえば夜、畳に布団を敷いて寝るだけでいいのです。

そして、朝になったら布団から起き上がり、布団を畳んで押し入れにしまうことで、毎日、足腰を鍛えることができます。意識しないでできるトレーニングです。

ただ、ベッドで寝る生活を送っていては、これはできませんね。じつは、洋室で生活するよりも和室で生活するほうが、足腰に適度な負荷がかかって、自然に運動量が確保できるのです。

個人差はありますが、運動の効果は、運動したそのときから実感できます。

さらに、人間の体は2週間ほどで変化してトレーニングの成果が出るようになっています。2週間だけでも続ければ、効果を実感でき、習慣化することもできるでしょう。

ほんの2週間です。それでも長いと感じた方は「三日坊主でも5回続ければ過ぎてしまう時間だ」と思ってください。

92歳でフルマラソンを完走！

朝や夕方、街中をジョギングしている高齢者の姿を見かけるのも、今や珍しくなくなりました。

そんなジョギング愛好家の高齢者から、「何歳ぐらいまで走っていいでしょうか」というご質問を受けたことがあります。

当院の患者さんには、92歳でフルマラソンを完走された男性がおられます。継続して運動すれば、90歳を過ぎてもマラソンができるという実例です。

世界を見渡せば、イギリスには100歳でフルマラソンを完走した男性がいるそうです。

ちなみにAP通信によると、公式記録は8時間25分16秒。まさに「継続は力なり」を地で行かれている方が多くいます。

何歳までという制限などなく、人間の可能性のすごさを改めて感じますが、逆にいうと、やらない人はいつまで経ってもやりません。そうならないように気をつけたいところですね。

散歩だけでは必要な運動を確保できない

「ジョギングはきついが、散歩なら」という方も多くいることと思います。散歩も、運動といえば運動でしょう。

しかし、**何かを目的とする場合に、その運動が目的を達するに足るか否か検討することが大事**です。

寝たきりにならないためには、運動は手段であって、目的ではありません。

散歩では歩行能力を維持することはできますし、長い時間歩けば持久力トレーニングにもなりますが、筋力増強や俊敏性向上という目的に達するかは微妙なところです。

趣味でやっている分には、お好きに歩かれていいと思いますが……。ゴルフが上手になるにはゴルフクラブの素振りが効果的で、マラソンの練習にはジョギングすることが効果的で、水泳のタイムを縮めるためにはプールで泳ぐことが効果的です。

マラソンランナーが水泳の練習をがんばっても、努力の割に効果は期待できないことは誰でもわかると思います。

体を鍛えるとき、どのような目的でどこを鍛えたいかによって鍛え方が異なります。

それと、散歩に限ったことではありませんが、それだけでは必要な運動をすべて確保できません。筋トレのところでも触れたように、元気な高齢者になるためにはいくつかの運動を組み合わせることが大事です。

せっかく散歩する習慣があるなら、その習慣は維持してもらうとして、ほかの運動も組み合わせてやってみましょう。

どうしてもサボりたくなったら……

運動の理想は、毎日少しずつおこなうことです。しかし、体調が悪かったり、どうしても気分が乗らなかったりする日もあるでしょう。

そういうときは完璧《かんぺき》主義に走らず、無理をしないほうが、長い目で見たときに運動が続きます。散歩の習慣がある人は散歩だけ済ませて、運動は1日や2日サボっても、その次の日から始めればいいのです。

妥協せずにやり抜こうとして、結局できずに途中でやめてしまうより、多少はサボってでも長く続けたほうがずっとマシです。**運動する習慣があるということが、いつまでも歩ける体をつくるのですから。**

どんなに意志が固く、自分に厳しいアスリートでも、練習を休む日はあります。高齢者だって、休んでいい日があることをお忘れなく。

介護される余生とは無縁な一生を送ろう

介護予防運動で自分と家族の笑顔を守ろう

介護状態にならないための運動や、また仮に介護状態になっても、その悪化を防ぐための運動を介護予防運動といいます。

いつまでも自立した生活を続けていく方策、自立度の向上を遂行する方策ですが、対象者のレベルによって、必要となる運動、目標が異なります。

①50～60代で体力の衰えを感じているロコモ対象者

本章でご紹介したトレーニングをおこない、体力を取り戻しましょう。まだ十分に取り戻せます！

②体力の衰えと動きにくさを自覚しているが、まだ自立している高齢者

高齢者の特性を考慮した運動（高齢者運動）をおこない、まずは体力と動きやすい体を取り戻すことを目標にしてください。本章で紹介したトレーニングは、このレベルにある方に一番やってもらいたいのです。

③身の回りのこと（トイレ、着衣、食事、入浴）は自立しているが、家事や外出に手助けが必要となった要介護高齢者

高齢者運動と動作訓練（本章で紹介したトレーニング）をおこない、自立度の向上、転倒予防を目指します。このレベルにある方にがんばってもらうと、自信が戻り、家事や外出でも自立できるようになります。

④身の回りのことも手助けが必要となった（重）要介護高齢者

高齢者運動と動作訓練をおこない、自立度を向上させて家族の介護負担を軽減させます。**自立度という点から考えると、実際のところはここが限界でしょうか**。このレベルにある方ががんばって復活すると、家族がとても喜びます。

⑤寝たきり

いったん寝たきりになったらどうしようもない、あきらめるしかないと思われています。しかし、そんなことはありません。少しでも動きやすい体に戻し、家族の介護負担を軽減させましょう。

たとえば、自力で寝返りができないと、家族が床《とこ》ずれを防止するために、時間ごとに寝返りをさせなければなりません。ですが、自力で寝返りできるようになると、家族の負担は随分軽減されます。

ほかにも、自力で起き上がれなかった人が起き上がれるようになると、食べさせてもらっていた人が自力で食べられるようになると、家族の負担は随分軽減されます。

これはトイレも同じです。おむつに排泄《はいせつ》していた人が、ベッドサイドのポータブルトイレで排泄できるようになったり、ベッドサイドのポータブルトイレで排泄していた人が、這《は》ってでもトイレに行って排泄できたりするようになると、やはり家族の負担は随分軽減されるはずです。

ただし、**寝たきりの生活に入ってしまうと、当人のなんとかしようという意識が極端に萎えてしまうために、そこから完全に回復させるのは実際にはかなり難しい**と思います。

この点は、のちほど詳しくご紹介します。

介護レベルを改善させることはできる

一度悪くなった介護度を改善させる＝介護度を下げることは不可能だと思われていますが、そんなことはありません。

これまで、高齢者のリハビリに関わっている方々の多くが、安全を重視するあまり、座っておこなう運動を中心に指導しています。マシンを使った施設でも、機械数の制限から、数パターンの筋力トレーニングしかできません。

若者用の運動を、負荷を減らしておこなっても、高齢者の問題点は改善でき

ません。何もしないよりマシなことは当然ですが、改善という目的を達成するには至っていないのが現状です。

そのため、要介護状態におちいった高齢者が、リハビリをしてもよくならないと考えられるようになってしまいました。

最適な運動療法でなければ意味がない

要介護状態におちいった高齢者であっても、適切な運動（リハビリ）をすれば、体力を回復し、運動能力を取り戻すことができます。要介護状態におちいった高齢者の問題点を認識し、その問題点を解決する運動療法をおこなえばいいのです。

それが、要介護者に対する運動療法です。

今まで述べてきたように、運動なら何でもいいのではありません。その人の問題点に即した運動をすれば、必ず効果は出ます。

診察中や介護の現場で、また講演の際に、要介護状態におちいった高齢者の問題点を指摘し、それを解決する運動療法を力説しても、多くの方々が「私は（私どもの施設）では、こういった運動やリハビリをおこなっているので大丈夫です」と答えられます。

「何か運動していればそれで十分」と思い込んでいる方々に、問題点を指摘し、改善策を示しても、提案を受け入れてもらえることはありません。

要介護状態におちいった高齢者の問題点を認識し、その問題点を解決する最適な運動療法によって改善するということが常識になるまで、情報を発信し続け、賛同者を増やさなければならないと痛感しています。

第3章

錆びつかない体は、内面からつくられる

精神的に若い高齢者は寝たきりにならない

年をとったからこそ楽をしない

人間は楽をしたい生き物です。何も意識しなければ楽なほうへ向かって行動してしまいます。

いわゆる老衰モードに入った高齢者は別ですが、比較的まだ元気な高齢者が「無理しないようになる」、もっと言うと「楽して暮らすようになる」と、廃用症候群になってしまいます。

廃用症候群は第1章でもご説明しましたが、日ごろ私たちが体の中で動かしていない部分が、その結果として本当に動かなくなって（働かなくなって）しもう症状のことです。そこから寝たきりへと向かっていき、やがて活力がなくなっていきます。

年を重ねても、10歳以上若いつもりで日々を過ごし、少しくらいしんどいことを厭《いと》わない。何かをして、その後、一時的に具合が悪くなっても気にしない。それぐらいの気持ちが必要です。

いつまでも動ける体を維持する努力を続けることが、元気に有意義に老後生活を送れる秘訣《ひけつ》だと、考え方を変えてください。

「人の世話になるほうがいい」と考えている方は危険ですし、「妻が夫の世話をするのは当たり前だ」とお考えの殿方も危ないです。動けるうちは動かないと、本当に動けなくなってしまいます。

むしろ「人の世話をするほうがいい」くらいでちょうどいいのです。

寝たきりになった配偶者を介護していた人たちが、「介護していて腰が痛くなった」と、当院に来られることがよくあります。

みなさん、介護がしんどいとよくおっしゃるのですが、その方に「では、もし神様があなたと配偶者の立場を入れ替えてあげると言ったら、それを喜んで受けますか」と私が質問すると、ほぼ全員が「受けません」と答えます。

冷静になって考えると、人の世話になる生活より人の世話をする生活のほうがずっといいのです。

親切なお世話が寝たきりにつながる

いつの間にか、「高齢者が何か用事をこなしてしんどくなったら、それ以上は無理しないほうがいい」というのが定説のようになっていますが、これは間違いです。

大事なことなので本書でも詳しく触れていますが、高齢者と同居されているご家族の中には、あれもこれもと世話をしてしまう方が多くいます。また、高齢者のほうも、その状況を甘受している場合が少なくありません。

一見、親切なようですが、これは寝たきりへの最短コースです。快適過ぎる生活では、心身ともに楽することを覚えてしまいます。

そして、それが当たり前のようになって、身体的にも心理的にも周りの人に頼りきると、そのうち廃用症候群を引き起こしてしまうでしょう。やがては寝たきりになってしまいます。

介護サービスを利用する場合も同じです。介護のケアプランは、介護保険の理念に沿って、利用者の自立支援・介護の重度化防止を踏まえて作成されます。居宅でのクオリティ・オブ・ライフ（生活の質。「QOL」とも）を、できるだけ長く保つことが求められているのです。

ところが、介護にたずさわっている方は親切な性格の方が多いこともあって、「高齢者のお世話をする」ことに一生懸命に働きます。

これも皮肉なことに、かえって高齢者にとって有害となります。**ご家族や介護者の快適な助けを受け続けて、それを高齢者が当然のように受け止めていると、それだけ肉体や精神を使わなくなってしまいます。**

バリアフリー設計の自宅も考えもの

また、自宅を安易にバリアフリー設計にするのも危険です。第5章で詳しく触れますが、障害があるぐらいがちょうどいいのです。それを避けようとして、必要な筋力や体力が鍛えられるのですから。ましてや、外へ出れば障害がまったくないという環境は、ほとんど考えられません。

それなのに、自宅を障害ゼロのバリアフリーにしてしまっては、日常生活で段差に対する対策が立てられません。むしろ、外出先での段差が怖いからと、家に閉じこもって生活する状況を助長するようなものです。

車いすを使うため、やむを得ないなどの場合はあるでしょうが、必要のないうちからバリアフリー設計にして、体に負担のかからない生活を続けていれば、廃用症候群も目前になってしまいます。

無用なバリアフリー設計は、逆に足腰を弱める場合もあるということを知っておいてください。

人生、楽をせず楽しもう

精神的な若さということでは、少年少女が目を輝かして夢中になるように、何かを一生懸命にやっている方は、いつまでも若々しく見えます。配偶者や家族、友人から「あなたは子どもか？」と言われるようなことをしている方は若いのです。

たとえば私の知り合いには、70歳を超えても仲間とバンドを組んで、音楽活動をされている方がいます。70歳を過ぎても、歌手のコンサートで黄色い声を上げている女性もいます。

さらに、80歳を超えても昆虫が好きで、全国至るところに昆虫採集に行かれている方がいます。また、80歳を超えた女性ですが、真っ赤なドレスをごく自然に召される方だっているのです。

今や70歳や80歳は珍しくありませんし、考え方次第では、まだまだ老け込むような年齢ではありません。楽する人生から楽しい人生に、ぜひ生き方を変えていきましょう。

治らないものを治そうとしない

病院に通っても治らない病気とは？

50歳を過ぎて初めて発症する病気の多くが、老化が原因です。

たとえば、老眼、白内障《はくないしょう》、老人性難聴《なんちょう》、変形性膝関節症、骨粗鬆症、認知症などがそうです。こういった病気を治そうと、足しげく病院に通う方々が多くいます。

しかし、治すことを目標にしても、目標を達成することはできません。このような病気を治そうなどと、無体なことを夢見ないでください。

これらは、老化による病気です。老化を治すことなど誰にもできません。

ですから、治そうと考えるのではなく、その病気があっても日常生活に支障が出ないなら、たとえあったとしても、大きな支障なく日常生活を過ごすことができるならよしとしましょう。つまり、やっつけるのではなく、共存しようと考えてください。

しかし、放置しろというわけではありません。古くなった機械を長持ちさせるために、油をさしたり汚れをとったりして手入れするのと同じことです。病気が進行しないように、あるいは少しでも改善するように治療をおこなってください。

老化による病気とは、そのように上手におつき合いすることが大切です。

また、日々の日常生活と体調管理にも十分気をつけてください。たしかに、病院に行かないこと、介護保険料を払っているのに使わないことに対して、どこか損しているような気分になるかもしれません。

ただ、少ない方でも、1割の自己負担分は払わなければいけません。しかも、まだ元気なうちから介護保険を使ったサービスを覚えると、自立して生きていく能力が低下し、早く本当の要介護生活を迎えることになってしまいます。

若さを保つために見直す四つのポイント

「若さを保つ」というと、アンチエイジングが連想されて、新しい薬やサプリメントなどがクローズアップされることが多いのですが、過去の経験から若さ維持に効果の認められていることがあります。

いつまでも健康で、元気であり続け、若さを保つ秘訣は、適切な食事、睡眠、運動、健全な心です。

①食事

食事については第5章で詳しく触れますが、ここではアンチエイジングに深く関わるものについて述べます。

●豊富なたんぱく質

1日70gが目標とされていますが、50～60代なら75～85g、70歳以上でも60

～70gを摂取することがすすめられています。しかし、1回の食事でのたんぱく質は40～50gに留めてください。

●抗酸化物質

体内に発生する活性酸素によって細胞が酸化する（錆びる）と、老化が進みます。活性酸素を無害化する抗酸化物質はいわゆる錆び止めになるので、これを摂取すると、老化予防にとても有効です。

ポリフェノール…緑茶、ぶどう、ブルーベリー、赤ワイン、紫芋、ごま

含硫化合物…ブロッコリースプラウト、玉ねぎ、長ねぎ

●豊富なビタミン

ビタミンA…鶏《とり》レバー、うなぎ、抹茶、しそ、にんじん

ビタミンC…アセロラ、ピーマン、ブロッコリー、レモン

ビタミンE…ひまわり油、小麦胚芽、うなぎ、かぼちゃ

②睡眠

朝早く起き、朝日をいっぱい浴びること。それと昼間、活発に活動することが大切です。

また、寝る部屋を暗くすることも大事です。そのためにも、まず寝室にテレビを置かない。さらに、寝室にテレビを置かずとも、脳への不要な刺激を避けるために、寝る前にはなるべく見ないようにしましょう。

加齢とともになかなか寝つけなくなります。そういうときは、お腹に手を当てて、ゆっくり深呼吸してリラックスしてみてください。

③運動

運動すると、成長ホルモンが分泌されて骨を強くし、筋肉をつけ、心肺機能を向上させます。これらは、なにも成長期の子どもや若者に限った話ではありません。

また、ストレスを発散させ、持久力が向上し、脂肪が落ちて生活習慣病の改善に役立ったり、認知症を予防したりするなど、多くの老化予防効果があります。廃用症候群などを防ぐだけではなく、心身ともに効果的なので、やはり日々の生活に積極的に取り入れていきましょう。

④健全な心

元気な方と比べて、不安で落ち込んでいる人の自己治癒力は、低下しています。元気でいるためには、元気で朗らかになる言葉を使ってください。逆に、不安・心配になったり、悲しくなるような言葉を使うのは控《ひか》えましょう。

また、いつまでも人の役に立つことを続けてください。元気な笑顔が若々しさを保ってくれます。

●老年期を楽しみましょう

人は、手に入れたもの、身近にあるものには価値を感じず、手に入れしないもの、身近にないものに価値を感じがちです。しかし、当たり前のように身近な日常に、とてもありがたいものがたくさん詰《つ》まっています。

子どものころにも、青春時代にも、壮年期にも、つらいこともあれば、楽しいこともあったはず。**年をとってつらいこともあれば、老年期ならではの楽しいことだってあります。**

つらいことばかりに目を向けず、楽しいことや素晴らしいことを見つけ、老年期を楽しむことが生き生きとした老年期を過ごす秘訣です。

●新しいことに挑戦する

変化のない生活は、マンネリ化を生み、脳の活性をさまたげます。特別なことでなくてもいいのです。何か新しいことに挑戦しましょう。

●ストレスを溜めない

何事にも、よい面と悪い面があります。できるだけよい面を見ていきましょう。

人づき合いで悩んでいる高齢者も少なくないと思いますが、他人と自分とを比較したり、自分勝手に作った基準を他人に押しつけたりするのはトラブルのもとです。

人間は百人百様です。人は人、自分は自分なのですから、他人に迷惑をかけない範囲で、自分のしたいことをしましょう。

ただし「家族は他人じゃないから、迷惑かけてもいいですよね」などとは思わないように。少なくとも、迷惑をかける側の人間が言うことではありません。

家族を大切にしている人は、ストレスにも強いものです。それは若者も高齢者も変わりません。

また、老化そのものは仕方ないことで、加齢を避ける術《すべ》などはありません。

しかし、そんな老化による問題点であっても、それを完全に克服しようとせず、「悪いところもあるが、その部分とは上手につき合って、日々の生活に支障のないようにできれば十分だ」と考えていきましょう。

病気やけがのない平穏な生活を、一生続けられるはずがありません。山あり谷ありで、いろんなことがあるのが人生です。

ただし、何もせずに平穏無事な生活を期待するのはいけません。食事に気をつけて、早寝早起きを心がけ、体力や筋力を維持するために運動したり、自分のことは家族や介護者に任せたりしないで自分でやるなど、やるべきことはきちんとやりましょう。

人事を尽くして天命を待つ、備えあれば憂《うれ》いなし——日ごろから自分なりに、その都度できる限りのことをして、あとは自然に任せましょう。

高齢者にしかできない社会貢献がある

「年寄りの自分は役に立たない」と嘆く前に

高齢者とお話をしていると、たまに「年寄りになった自分は、もう家族や社会の役に立たない」というようなことを嘆《なげ》く方がいます。**しかし、これは大きな間違いです。高齢者にしかできない、多大な社会貢献があります。**

戦後間もない1950年（昭和25年）には、日本の総人口に占める65歳以上の人口（高齢化率）が、わずか4・9％でした。なんと、20人に1人もいなかったのです。大阪で万博が開かれた1970年（昭和45年）になっても、7・1％と1割に満たないほどでした。

当時は高齢者が少なく、子どもの数も多かったので、世話をする子どもたちにとっても、また社会にとっても、それほど負担ではありませんでした。

高齢者の割合は、バブルがはじけた1990年（平成2年）でも12％でした。高齢社会というのは、平成になるまで到来していなかったのです。

1995年に高齢化率が14・5％となって、初めて高齢社会（高齢化率14〜21％）に突入し、2007年にはついに高齢化率が21・5％と、超高齢社会（高齢化率21％以上）に入りました。

そして2015年になると、26・7％にまで急増しました。この25年間で倍以上にまで増えているのです。

じつに4人に1人以上が高齢者です。

団塊《だんかい》の世代が75歳に到達する2025年には30・5％、2055年には40・5％になると予測されます。2005年から日本の総人口は減少していますが、75歳以上の人だけは増え続けていく時代になるのです。

高齢になると病気がちになり医療費がかかります。高齢になると自立した生活が困難となり介護のお世話になることが増えます。

日本の人口分布図（現在までの実績値と今後の推計値）

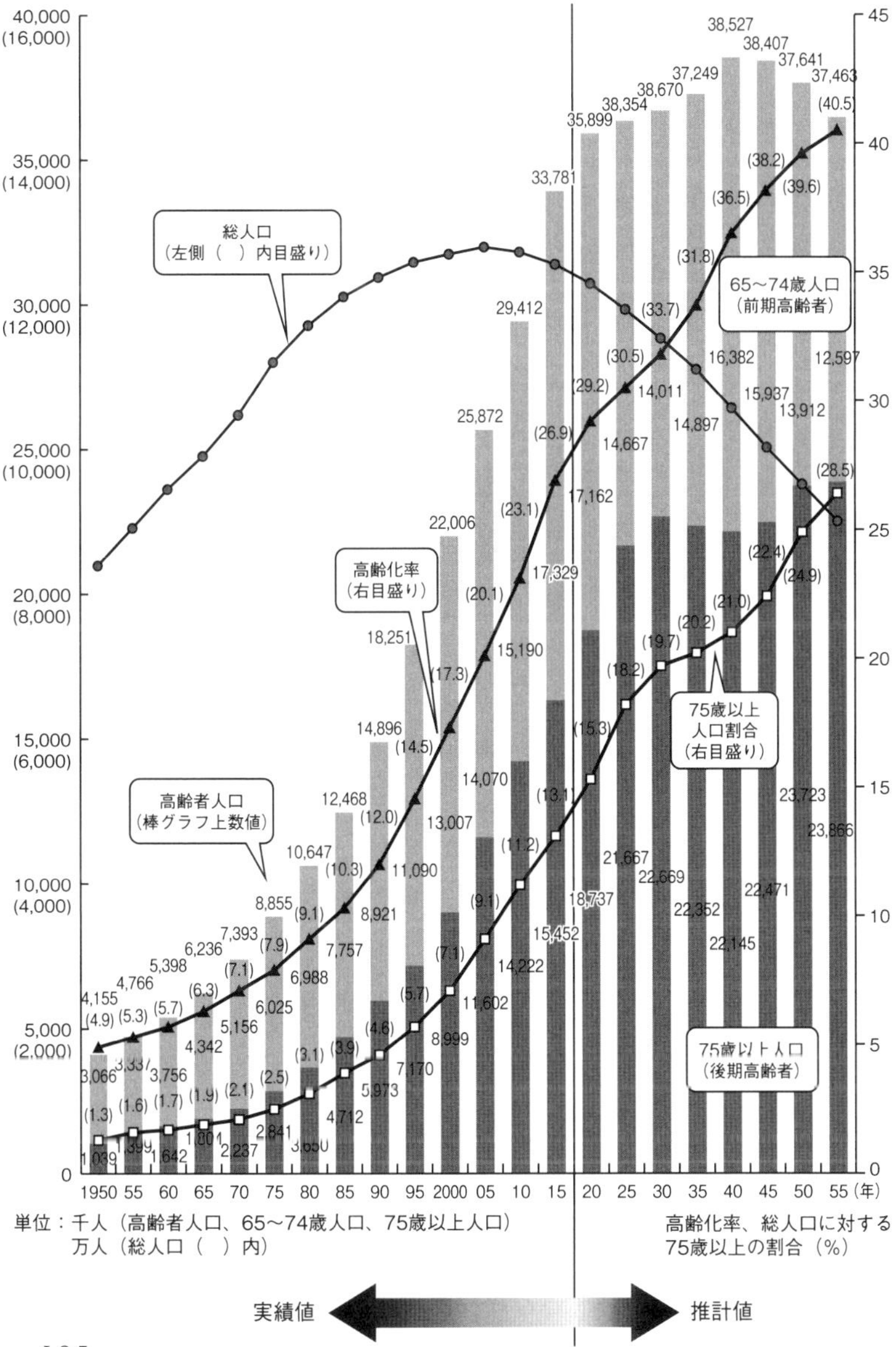

高齢者の急増にともなう社会保障費の増加、それが国家予算を逼迫《ひっぱく》させて巨額赤字の原因になっていることは、もはや誰もが知っています。

また、現状のままでは、さらに高齢者および社会保障費が増え続け、若い世代の人たちに負担を強いることになるのも容易に想像できます。

もちろん、高齢者が増えること自体が問題ではなく、医療費や介護費など社会保障費が増加していることが問題なのです。これまでと違い、高齢者になっても医療のお世話になることが少なく、自立した生活ができる体づくりが求められる時代になったのです。

政府は、高齢者が増え続けている中で、社会保障費を減らそうと躍起《やっき》になっています。財政の健全化には当然の政策でしょうが、これは社会保障サービス内容の低下を意味しています。

介護費や医療費を無駄遣いしない

しかし、高齢者たちが自立して生活することで、介護費の増加を食い止めることができます。

さらに、健康に気をつけて、運動して元気に暮らすことができれば、医療費も介護費も削減できます。

運動の習慣を取り入れて、元気に生活できる体を保ちましょう。自分のことは、なるべく自分でやること。

また、先ほども少し触れましたが、治らないものを治そうとして、転々と医療機関を替えたり、医療類似《るいじ》施設に通われる方も結構いますが、これをやめること。

そうやって社会保障費を減らしていけば、将来に先送りしている借金を減らすことだってできるのです。

「高齢になって人の役に立てなくなった」と感じる高齢者が多いのですが、いつまでも元気で、人の世話にならず自立した生活をし続け、その姿を示すことは、自分や家族だけではなく社会にとっても有意義です。つまりそのこと自体が、立派な社会貢献なのです。

万一、政府の方針で社会保障サービスが減らされても、医療機関や介護支援とも無縁で元気に暮らしているのなら、ほとんど支障はありません。

安易な介護保険制度の利用を考えない

平均寿命が延びたのは、もちろんいいことです。しかし、それにともない介護期間が延びたことや少子化が進んだことで、家族や近親者だけで高齢者を介護することが難しくなり、従来の医療制度や福祉制度だけでは対応しきれなくなってきました。

そこで2000年4月から、介護保険制度が始まりました。

このおかげで、「要支援」や「要介護」と認定された高齢者が、生活支援のためにヘルパーさんを頼むなど、さまざまな介護支援サービスが受けられるようになりました。

すでに寝たきり状態で、一人でお風呂に入れなかったり、トイレにも行けなかったりという、日常生活を送るのも困難な高齢者が利用する分には、とてもありがたい制度です。どんどん利用していいでしょう。

しかし、本来まだ介護を必要としない高齢者であれば、安易に利用するのは考えものです。

ちょっとがんばればできるものを人にやってもらうのは、これまで繰り返しお伝えしてきたように、近い将来、自分が本当に寝たきり状態になってしまう危険性を、自ら招いているようなものです。

また、介護保険制度を利用すれば、たとえば本来ならヘルパーさんを頼む場合、1000円かかるところを、100円程度で済みます。

そこで、「この恩恵を受けなくては損だ」と考える高齢者が出てきたり、あるいは実際に利用した人から、「楽だった」「また利用したい」などという声を聞いて、「自分も利用しよう」という気になる方も出てきます。

ただ、実際には、利用することで寝たきりに近づく危険性が増すのです。しかも、少ないながらもお金も払わなければなりません。

つまり、**お金を払ってまで寝たきり状態になる可能性を広げるということ**です。

本当はどちらのほうが損なのか、比べるまでもないでしょう。

足りないくらいの介護がちょうどいい

支援・介護する側も、それが家族だったら、介護を必要としている高齢者に対して、「なるべく早く元の生活に戻してあげたい」「なるべく自立した生活ができるようにしてあげたい」と願います。

また、介護を受ける高齢者も、子どもや孫の負担になるのは避けたいと思う人が多いので、そういう人はなるべく自分のことは自分でやろうとします。

両者の思惑が一致した結果として、高齢者たちは自分で動くことが多くなります。

ところが、介護サービスに従事している人は、介護を必要としている人をサポートし、お世話をするのが仕事です。何から何まで、全面的に手を差し伸べてしまいがちになります。

介護を受ける側も、少ないながらも対価を払っているからでしょうか、やはり「使わなければ損」と言わんばかりに、ヘルパーさんたちに任せきりになる傾向が強いのです。

こうして、「寝たきりへの道」ができあがってしまいます。

サポートは足りないくらいでちょうどいいのです。あとは自分でがんばって補うと考え、実際の行動に移しましょう。それが、寝たきり生活を遠ざけるコツです。

寝たきりになるか否かは精神力で決まる

骨折することよりも怖いものとは何か

第1章でも少し触れましたが、寝たきりになった原因が一つに特定できるという方は少数派です。むしろ、その原因がはっきりしていない場合のほうが多いのです。

こういう事情をご存じない方だと、たとえば骨粗鬆症などが原因となって寝たきりになる高齢者が多い、と思われることが多いようです。**しかし、これは間違いではないにしろ正しくはありません。**

とくに女性に多いといわれる骨粗鬆症ですが、たしかに骨粗鬆症を放置すると骨折しやすくなります。

それが大腿骨《だいたいこつ》近位部の骨折や脊椎の骨折になると、歩行能力が低下し、日常生活がしにくくなることがわかっています。

そして、死亡率も骨折しなかった人より高くなります。大腿骨近位部骨折で6・7倍、脊椎骨折で8・6倍です。

「骨粗鬆症→骨折→生活レベルの低下→寝たきり→死」となってしまうのです。

骨粗鬆症が直接の原因となって寝たきりになるわけではなく、間接的な遠因となって寝たきりになるというほうが正しいのです。

介護が必要になった方の10％が、骨折がその原因でした。ただ、寝たきりに関していえば、骨折など、その原因がはっきりしている場合ばかりではありません。

寝たきりになった要因

1位　体が動きにくくなったから

2位　痛み恐怖や、痛み不安から

3位　自信や気力の喪失により

なんと、**上位3位のうち二つまでが精神的な理由**なのです。

1位の「体が動きにくくなる」というのも、気力の衰えが遠因になっていることがあります。

つまり、どんな状況になっても、動こうという強い意志がある人は、寝たきりにならないということです。

転倒予防や骨粗鬆症の治療（運動や食事、投薬が有効です）に加えて、精神力を強化することも、寝たきりにならない体をつくることにつながります。

「寝たきり」と「回復可能」のボーダーライン

いわゆる「寝たきり」になってから歩行できるまでに回復することは、実際かなり難しいです。

しかし、完全に手遅れとまでは言えません。本人および家族がやる気になって、訪問リハビリを受けるか、整形外科での運動器リハビリに通院してがんばれば、回復する可能性もあります。

ただし現在のところ、病院の整形外科の役割は手術を中心とした治療です。寝たきりになりかけている人を回復させる治療に対しては、あまり積極的ではありません（ただし、２０１４年から地域包括ケア病棟を併設する病院では、受け入れることができるようになりました）。

整形外科診療所で、多くの整形外科医に、寝たきり防止リハビリに尽力してほしいと願っていますが、理学療法士の不足などで、十分なリハビリができる施設がそれほど多くないのが現状です。

現実的には、寝たきりになる前に手を打つことが有効です。では、そのボーダーラインはどこにあるのでしょうか。

下半身の衰えに危険な兆候が見られ、**起き上がりや寝返りがスムーズにできなくなってきたら寝たきりの前段階**です。

また、本人よりもいつも一緒にいる家族のほうが発見しやすい場合もあるので、次のチェック項目を見ながら、自分の親に危険な兆候がないか確認してみてください。

□つまずきやすい
□向きを変えるときにふらつきやすい
□立ち上がるときに手を使う
□歩くときに何かを持とうとする
□すり足で歩く
□歩幅が狭い
□さっと寝返りが打てない

以上がボーダーラインになると思います。

ここでがんばって回復しないと、間もなく自立した生活を続けられなくなるでしょう。

家族の方も、ここが我慢のしどころです。つい手助けしたくなったり、そうしないことに罪悪感を覚えたりするかもしれませんが、それは逆効果だというのはすでにおわかりだと思います。

労《いたわ》りの気持ちは、本当にできなくなってしまったときまで取っておきましょう。この段階では直接的なサポートは控えめにして、高齢者がなるべく自立できる環境を整えることに腐心してください。

老化は防げないが、劣化は防げる

老化不安からうつに発展してしまうことも

年々、老いて体が弱り、しわくちゃになり、腰が曲がり、今までできたことができなくなり、体調も崩し、痛いところがあちこちに出てくると、当然、気が滅入《めい》ってしまうものです。

こういうことが重なって、自分の将来に不安を覚えるようになると、高齢者は自信が持てなくなってしまいます。

人間に限らず、生物は若返ることができませんから、こうした状況が劇的に改善することはありません。

こればかりは仕方ないことで、受け入れるしかないのですが、失ったものばかりに目を向けていると、悲観的（老化不安）になってしまい、やがてうつ状態になっていきます。

高齢者の中には「うつ」という言葉に、まだまだ拒否反応を示す人が多くいらっしゃいます。

ですが、うつは「心の風邪」です。気分的に落ち込んだ状態のことですから、誰にでもなる可能性はあります。

人間はみな、老いていつかは死んでいくのですが、それを受け入れられない方の老化不安を解消するのは、なかなか難しいのが現状です。結局は考え方を変えるしかありません。

まずは、年とともに老化症状が出てくることを、自然の成り行きと受け止めることです。

そうした運命を受け入れて、できることをおこない（最善を尽くし）、残された日々を精いっぱい楽しく生きていきましょう。

不安におびえて自宅に閉じこもっていても、何も解決できないどころか、楽しくない上に寂しい余生を過ごすだけです。ますます状況を悪化させてしまいます。

今の自分ができることをして、家族や仲間たちと過ごすこと。初めての場所へ行って、新しい経験をすること。今まで知らなかった新しいものを発見すること……。

こういった自分の力で人生を楽しく生きることや、新たな歴史の瞬間に立ち会えることに幸せを感じられたら、老化不安を解消して、うつ状態から回復することもできるでしょう。

ただし現状では、高齢者に限らず、うつは当人の努力や気合いだけではなかなか治らない病気です。

うつ状態が悪化している場合には、ためらわずに医師の診療にかかりましょう。

心療内科や精神科を受診し、投薬やカウンセリングを通して、できる限り早めにうつ状態から脱却することです。うつもほかの病気と同じで、早期の発見と治療が大事なのです。

必要以上に老いてしまわないように

ひと言で「老い」といっても、実際には2種類あります。加齢にともなって誰もがそうなってしまうという「老化」と、努力を怠らなければそこまでひどくならないという「劣化」です。

では、両者はどこが違うのでしょうか。

人は誰でも、老いると体力が衰え、視力が低下し、聴力も低下して、記憶《きおく》力《りょく》が弱まり、しわが増え、皮膚《ひふ》が垂れ、髪の毛が薄くなり、腰が曲がり、歯が抜けていきます。

これらは一見、いずれも老化に見えますが、しかしよく考えてみれば、ほとんどどれをとっても個人差があります。

何の努力もせず、ただ自然に身を任せているだけでは、年齢以上に劣化してしまうことも多いのです。

たとえば、お肌の手入れに勤《いそ》しんできたご婦人の肌は、そうしてこなかった女性とは明らかな差があるでしょう。同じ年齢なのに、見た目がまったく違うということも珍しくありません。

そのほか、歯の手入れを怠らなかった方の歯の数も、そうしなかった方とは明らかな差があるでしょう。80歳を過ぎても自分の歯が20本以上あるという方もいれば、60代で早くも総入れ歯という方もいます。

また、体を鍛えてきた方の体力と、そうしなかった方の体力とでは、明らかな差があります。

劣化に対する努力の成果が最も顕著に表れるのも、この体力（運動能力）でしょう。だいたいどの方も、正しく体を鍛えた分だけ体力が維持されています。

逆に、この中で最も努力が功《こう》を奏《そう》しにくいのは、視力、聴力でしょうか。髪の毛もデリケートな問題ですが、本人の努力だけでは難しい場合があると思います。

そのほか、記憶力や腰の曲がりも、認知症や骨粗鬆症という病気に影響を受ける度合いによって、努力が実るか否かが決まります。

視力や聴力、あるいは病気など、本人の努力が及ばないところはともかく、

努力や気力次第でなんとかなる部分は、自分を奮《ふる》い立たせて実際になんとかしましょう。

年をとる以上、どうにもならない部分はありますが、そこは割りきって考える必要があります。先ほど「人事を尽くして天命を待つ」と言ったのは、そういうことなのです。

第4章

楽々トレーニングで痛みの予防・解消

調べてもらっても何の異常もない痛みがある

本当に痛い！　でも、その原因は判明しない

次に「痛み予測」ではなく、本人が「本当に痛い」と思っているのに、調べてもとくに異常のない場合を見ていきましょう。

腹痛の原因の上位は何なのかご存じでしょうか。胃炎でしょうか、胃潰瘍《いかいよう》でしょうか、膵炎《すいえん》でしょうか、それとも盲腸《もうちょう》（虫垂炎《ちゅうすいえん》）でしょうか。

じつは、どれも違います。正解は、食べ過ぎ、飲み過ぎ、お腹の冷え、便秘、下痢などです。

これらは、病気ではありません。二日酔いによる頭痛と同じです。病気では

ないけれど、頭が痛いのは事実です。病気でなくても、体の不調をきたすことはあります。

腰痛も85%が非特異的腰痛で、原因のはっきりしない腰痛と言われています。これは、原因がわからないという意味ではなく、原因となる構造的な異常がないという意味です。

多くは、腰椎《ようつい》椎間関節（背骨の関節）や、仙腸関節（骨盤の関節）の関節機能障害（関節の動きが悪くなってこわばり、正常なら痛くない範囲の動きを強いられたときに痛みが出る）、椎間板終板《しゅうばん》（椎間板の一部）の亀裂、腰曲がり、悪い作業動作、筋力不足などです。

それゆえに、検査で異常が見つからない腰痛ということになります。しかしこのような腰痛にも対処法はありますので、のちほど本章でご紹介する運動をやってみてください。

現代では医療が発展し、いろいろな病気の診断ができるようになったため、体の不調には何か原因となる疾患があると勘違いしている人（医師も含めて）が大勢います。

しかし、原因疾患のない体調不良は非常に多いのです。調べても何の異常もない痛みは、体調不良です。日常の過ごし方に問題があるという証拠なので、自分自身で普段の生活をもう一度見つめ直してみてはいかがでしょうか。

本当は痛くない？　痛み予測

人は、一度強い痛みを体験すると、同じ体験をすることを避けたいと思うようになります。前回痛みを感じたのと同じ行動をする際に、無意識に痛みを予測（先読み）して恐れてしまうのです。

これが、高齢者にありがちな不安、「痛み予測」（痛みの先読み）です。「痛み予測」は、危険を回避するために、ある程度は生きるために必要なものです。しかし、高齢者が過剰《かじょう》な痛み予測を持つようになると、日々痛み地獄におちいります。

本来なら問題ない範囲の動きであっても、痛みを恐れるあまりに逃避行動をとり、その動きをやらないようになるので、次第に本当に動かなくなっていきます。**それがまた体のこわばりから痛みを引き起こして、痛み予測を強化する「負のスパイラル」におちいりやすいのです。**

痛み予測が過剰になり、痛みへの恐怖にとらわれるようになると、「痛み」とは言えないようなほんのわずかな刺激でも、痛みととらえるようになってしまうことがあります。

また、痛みが出そうだから嫌だ、したくないと思ったときにも「痛い」と言うようになります。

実際、当院にも、ある動作をするように指示すると、痛み予測をして、動きだす前に顔をしかめる方がおられます。

たとえば、ある角度まで腕を上げる動作など、整形外科医の観点から見て、まったく痛みを生じないはずのケースであっても、動かすことによって痛みが出るという痛み予測をすると、少し上げるだけで「痛いです」と訴える方も少なくありません。

つまり、その人にとって痛くないはずの状況なのに、痛みを予測してしまうために「痛い」と言ってしまうのです。「そんな極端な話は例外でしょう」と思われたかもしれませんが、痛み予測から歩けなくなってしまう方もいます。

一度転んで大けがをした人は、その痛みを知っているので、転ぶことが怖くなり、ひいては歩くことが不安になって歩かなくなるのです（転倒不安）。その割合は、じつに転倒者の半数にのぼると言われています。

度を越えた不安は、百害あって一利なし。その不安の原因は、個人の思い込みであることも多いのです。

こうした痛み予測の対処法としては、痛みを生じにくい動作を覚えたり、痛みの原因を知ってもらったり正しい知識を習得することで、間違った思い込みからの過剰な不安を抱かないようになります。

さらに、そもそも筋肉や関節に痛みが生じないように、適度な運動を習慣にしておくことが、この点からも重要です。

原因不明の疲れ。その原因は？

理由がはっきりしない「痛み」と似た問題としては、「疲れ」があげられます。とくに病気ではないのに、何かにつけて疲れてしまう。

加齢とともに体力が落ち、疲れやすくなることは事実です。しかし、廃用症候群のところでもご説明しましたが、加齢とともに体の機能が一様に低下していくわけではありません。加齢とともに低下する機能と、体の中で使われていないために低下する機能が、誰にでもあるのです。

たとえば、日ごろ歩いている人は、ハイキングに行ったとしても元気に歩くことができます。しかし、日ごろ歩いていない人は、ついていくのがやっと、時にはついていけずに休んでしまうことにもなります。

肉体の疲労も、日ごろから体力の維持に努めている人ほど、訴えることが少ないでしょう。運動を続けている人は、年をとっても若者に劣らぬ体力や筋力を維持できています。

体力や運動能力の低下は、加齢だけが原因ではありません。むしろ、動かない生活を続けた結果でもあります。

年齢を言い訳にして自ら動かない方は、実年齢にも増して衰えるのも早いものです。**体力を維持している人は、精神的にもしっかりしています。年齢や老**

いを言い訳にしないからです。

その一方、体力が衰えた人は、精神的にも弱くなり、ネガティブなことを言いがちになります。体が痛いから、体がしんどいからと、動かない言い訳をする傾向があるのです。

心当たりのある方は、ぜひ体力のメンテナンスに努めてみてください。疲れとは縁が遠くなりますし、精神的にも強くなるので一石二鳥ですよ。

「できない」ではなく「やらない」だけ

1週間前から右腰から下肢にかけて痛くなったといって、80代の女性が来院されました。痛みが強く、寝返りや起き上がりもままならない状況で、動くと痛みが悪化するというので、できるだけ安静にされていました。

診察の結果、腰部脊柱管狭窄症による坐骨神経痛《ざこつしんけいつう》（背骨の中にある脊柱管が狭くなって、脊柱管内の神経が圧迫され、その結果、臀部《でんぶ》から下肢の痛みが出る疾患）と診断し、薬物治療をおこないました。

1ヵ月もすると、痛みはかなりやわらいできたのですが、痛かったときのつらさゆえか、動こうとせず、寝返りや起き上がりもままならない状況は変わりません。

痛み不安に加えて、軽度の認知障害もあったため、「症状はよくなってきているのだから動いたほうがいい」といくら説明しても、なかなか動いてもらえませんでした。

そこで看護師に指示して、体幹の可動域訓練、立ち上がり訓練や寝返り訓練をおこなうことから始めました。その結果、当初は手をつかないと立ち上がれなかったのが、看護師が軽く手を持つだけで立ち上がれるようになったのです。

その後も、診察日ごとに看護師と運動をおこなっていくと、**1ヵ月ほどで手をつかずに立ち上がれ、一人で寝返りができるようになるまで回復**。動くほどに痛みもやわらぎ、痛み不安から歪《ゆが》んでいた表情に、笑みが戻るようになりました。

さらに、リハビリを始めて2ヵ月過ぎたころから、認知症の周辺症状が改善しました。短期記憶に問題はあるものの、日常生活で家族が困るようなことが減り、積極的に運動してくれるようになったのです。

そのころには、薬も不要になりました。不安が強いと痛みに過敏になってしまいますが、精神的に落ち着いたため、ちょっとした痛みをとやかく言わなくなりました。

じつは、この患者さんは痛みが出る前から、あまり動かない生活をされていたようで、立ち上がりには手をついていたし、寝返りもしにくかったのです。

今は、来院されたら積極的にリハビリに取り組んでいて、リハビリ中も笑顔があり、自宅での自立度も改善しています。

リハビリで筋力や運動能力が上がったのではなく、ご自身が持っていた運動能力を発揮できるようにするリハビリをしたので、動きやすくなったのです。

つまり、この患者さんは本来ならできることをしていなかったのです。厳しいことをいうと、できなかったのではなく、やらなかったということです。

それが、できることをできるようにリハビリしただけで、これほどの改善が見られ、ご本人もご家族も大変喜んでいます。

膝と足に多大な負担をかけている O脚

O脚は膝だけの負担に限らない

膝痛の原因の一つに、O脚があげられることも少なくありません。

一般的に、日本人はO脚が多いと言われていますが、これは畳での生活、正座をよくする生活スタイルと、民族的な骨格の特徴によるものと思われます。

また、男性より女性に多いとされています。

O脚は、変形性膝関節症の原因の一つです。変形性膝関節症は、膝の関節軟《なん》骨《こつ》や骨がすり減ったせいで膝が痛くなる病気です。

O脚になると、膝関節の内側に荷重が集中し、まず膝関節の内側の軟骨がすり減ってきます。さらに進行すると、骨までもすり減ってしまいます。削れた破片などが刺激となって、関節炎にもつながります。それが膝痛・水《すい》腫《しゅ》(膝に水が溜まる)などを引き起こすのです。

また、O脚歩行をすると、靴底は外側がすり減るのが早くなります。これは足の外側に負担がかかっている証拠です。

つまり、膝は内側に、足底は外側に負担がかかっている状態です(次ページの図を参照)。O脚の人には、膝や足の関節痛に悩んでいる人が多い、という話もうなずけるでしょう。

これからO脚を改善させる方法をご紹介しますが、その前に、底の外側がすり減った靴を買い替えてください。膝の負担になっています。せっかくO脚がよくなっても、その靴を履いていては効果も薄くなります。

O脚改善体操で、痛まない足に生まれ変わる

O脚を治すのはなかなか難しく、とくに高齢者ともなればなおさらです。長

O脚の問題

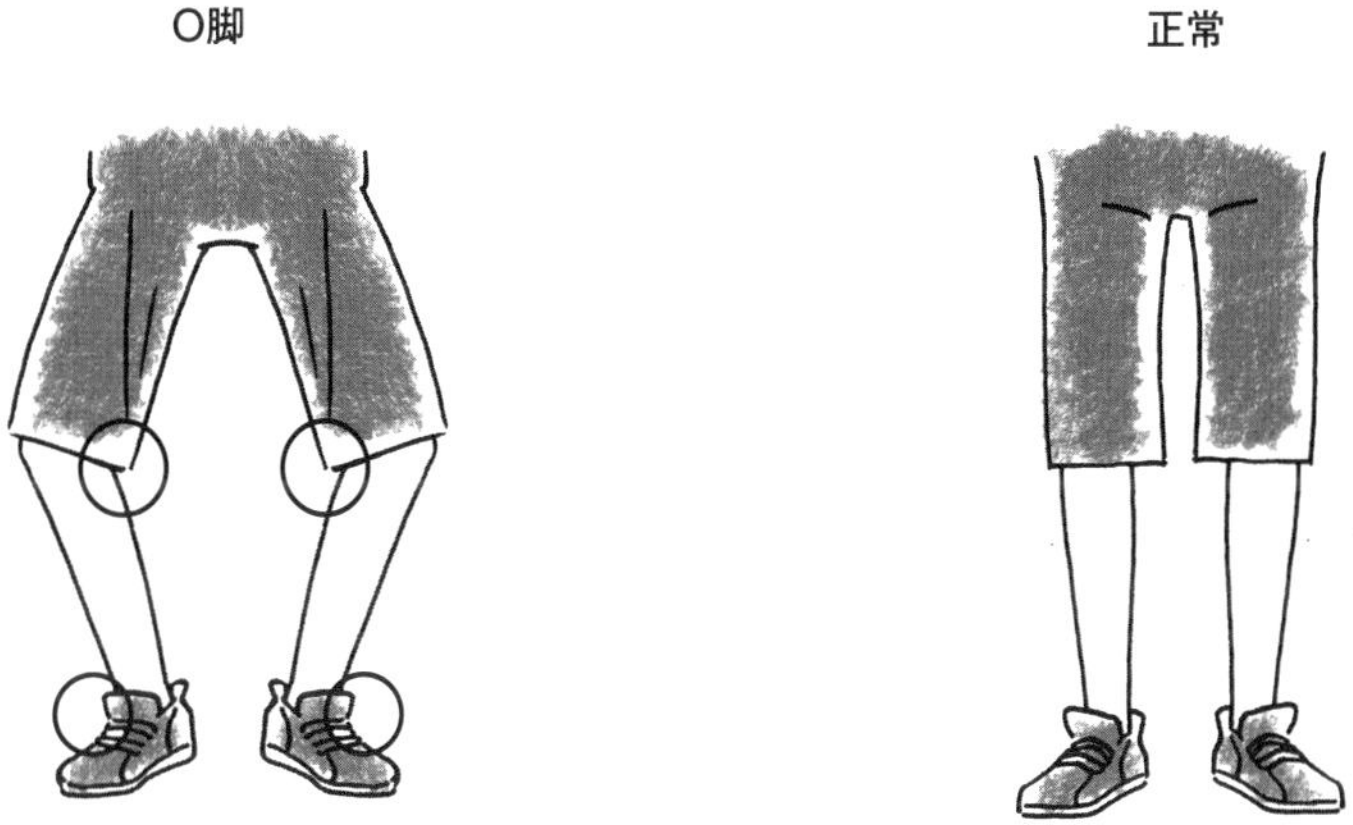

膝の内側と足底の外側、２ヵ所に負担がかかっている。

年O脚だったわけですから、強い力で無理に治そうとしても、かえって足を痛めかねません。

自分の力でO脚を改善させる体操があるので、次ページでご紹介いたします。ぜひやってみてください。

3種類のO脚改善体操

1

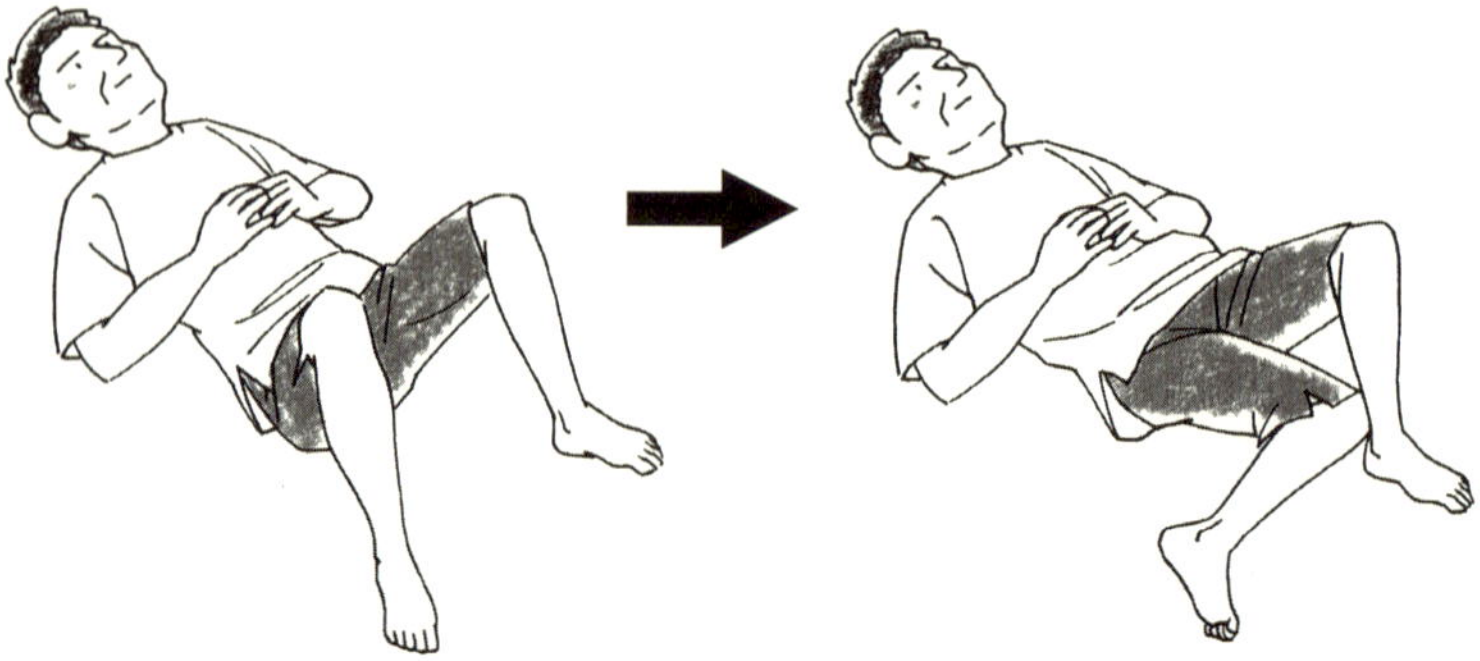

踵を離して膝を立て、片脚を内側に倒し、骨盤を上げて膝を内に倒す。
骨盤から大腿をストレッチ。左右交互に5～10回。

3

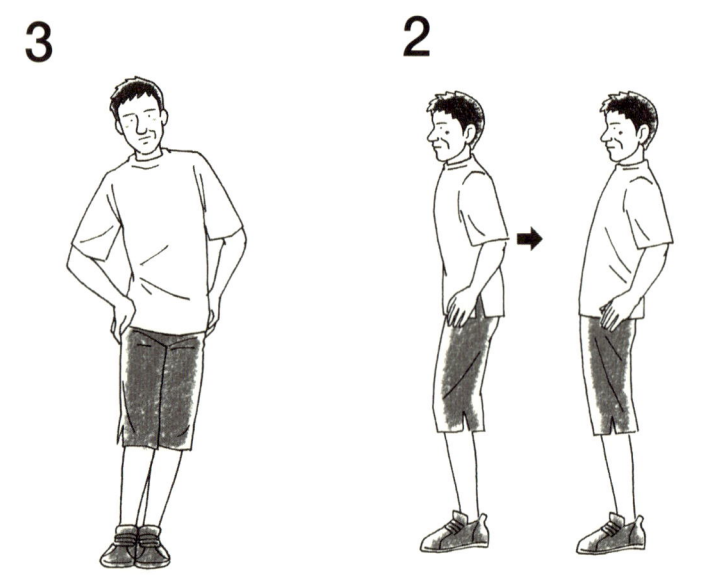

膝を曲げて膝同士をくっつけ、腰を左右に押す。腰は水平移動・回旋しないように。左右交互に5～10回。

2

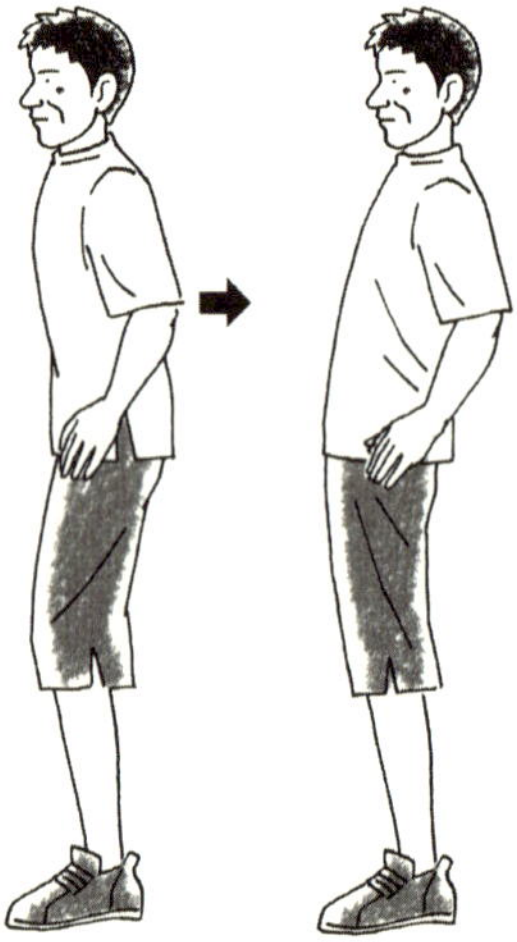

膝を曲げて膝同士をくっつけ、膝の位置はそのままにして腰を指で押し、膝を伸展させる。3～5秒静止。

「腰痛には安静が一番」という勘違い

なぜ腰痛が長引いてしまうのか

高齢者の中には、腰痛をしきりに訴える方がいます。この腰痛も、若い人は軽く考えがちですが、高齢者にとっては、歩けない体となったり、寝たきりになったりする要因となり得るので、無視できない存在です。

そのためにも、腰痛に対する正しい知識を持つことが大事です。

まず、腰が痛いときには「安静が一番」という常識がありますが、これは誤りです。たしかに、急性期には安静が一番という時期もありますが、少しでも動けるようになったら動いたほうがいいのです。

腰がこわばって動きにくくなった場合には、適切に動くことによって腰痛が軽くなります。そして、**腰を動かしたほうが腰痛がよくなるケースは、安静にしたほうがいいというケースよりはるかに多い**のです。

これが、現在の腰痛治療に対する正しい常識です。

でも、間違った常識をお持ちの方には通用しません。いくら動くことをすすめても、「腰が痛いのに動くんですか?」と疑いを含んだ口ぶりで言います。そして、実際に動こうとしません。

医師が動くことをすすめても、腰が痛いときに動くのは悪いことだと信じ込んでいるので、なかなか積極的に動こうとはしないのです。結果として、治りが悪くなります。

一方、正しい情報を理解できた方は、「今は腰がこわばって痛いから、動いたほうがいいのですね」と、積極的に動いていくので早く治ります。

同じ診断、同じ治療をすすめられても、基本的な考え方が違うと、治り方にも随分と影響してきます。

動かすほうが治りの早い場合があるというのは、腰痛以外でも同じです。闇雲に、ただ安静にしていればいいというわけではありません。**「痛いところを動かせば、痛みが悪化する場合と改善する場合がある」が正しいのです。**

腰が痛いとき、「冷やしたほうがいいですか、温めたほうがいいですか」と尋《たず》ねてくる患者さんがいます。真逆の対処方法ですが、腰痛のケースによって対処が違うことを知っているからです。同様に、「安静にしたほうがいいですか、動いたほうがいいですか」と尋ねられるようになってほしいと思います。

85％の腰痛は日々の生活の積み重ね方の結果

そもそも、どうして人は腰痛になるのでしょうか。

「腰痛持ち」という言葉が一般に浸透している割に、なぜ自分が腰痛になったのかわからず、「いつの間にかそうなっていた」という方がたくさんいます。**原因がわからなければ、いくら治療しても再発してしまいます。**ですから、ここでその理由をはっきりさせておきましょう。

腰痛には、明らかな病気が原因で腰痛になる特異的腰痛と、直接の原因となる病気がなく腰痛になる非特異的腰痛の2種類があります。

特異的腰痛で有名なのが、腰椎椎間板ヘルニア、腰椎分離症、腰椎骨折、腰椎への癌転移などがあり、腰痛全体の15％程度を占めます。

一方、非特異的腰痛は、日々の生活で間違った腰の使い方をしたために腰に過度の負荷が溜まってなる腰痛で、なんと腰痛全体の85％を占めています。また、特異的腰痛の方の中にも、非特異的腰痛の要素を持っている方はいます。

つまり、日々の生活で間違った腰の使い方をしたために（中腰作業が悪いのではありません。中腰作業をしている際に、動作の仕方が悪い人が腰痛になります。作業内容ではなく、そのときの体の使い方が問題なのです）、腰に過度の負荷が溜まって限界を超えた結果、腰痛という症状が出るのです。

ほかにも、身体的な問題や、日々の過ごし方に問題があることから腰痛を訴える場合があります。主に次のような場合です。

・体を支え、作業を遂行する筋力が不足している（体力不足）
・作業をスムーズにこなす柔軟性が乏しく体が硬い

・腰のメンテナンスが下手
・腰に悪い動きをしているなど体の使い方が下手
・姿勢が悪い
・座っている時間が長い

また、日々の積み重ね方以外では、一気に腰の許容範囲を超えることをしたとき、たとえば重いものを持ったときなどに腰痛が生じることもあります。

腰痛持ちの方は、これらのどれか、あるいはいくつかに心当たりがあるはずです。ご自身の日々の過ごし方を振り返ってみてください。

腰痛にも種類がある

一口に腰痛と言っても、背骨、椎間板、椎間関節（背骨の関節）、仙腸関節（骨盤の関節）、筋肉などいろいろな原因部位があり、それぞれの腰痛に特徴があります。

各部位による腰痛には、急になった急性腰痛（いわゆるぎっくり腰を含む）と、急性腰痛後、初めの手当てが悪かったために腰痛が長引いて、それが3ヵ月以上続く慢性腰痛とがあります。

①背骨の軟骨由来の腰痛（椎間板性腰痛）

この腰痛は、痛みがどのように出てくるか特定できません。突然痛みが出現する場合、あれっと思っていたら徐々に悪化する場合、前日から少し気になっていたが、朝起きたら痛くなっていたという場合もあります。

また、腰痛に至った原因もさまざまです。悪い姿勢で物を持ったり、立ち上がったり、振り返ったり、屈《かが》んだりしたときや、悪い姿勢で長い時間座っているだけでもなることや、思い当たる節さえない場合も多々あります。

ある動きで痛みが悪化する場合が多く、とくに前屈みの姿勢はキツイと思います。座っているだけでも痛みが強い場合は、寝てじっとしていると楽になるでしょう。ただし、もっとひどいときには、寝返りをしただけでも痛みが走ります。**「動かさないほうがいい」という腰痛の一つがこれです。**

しかし、腰から胸までコルセットで固定して、背骨全体を動かさないようにすれば、当日から痛みが軽減し、早く治ります。

それが難しい場合は、数日間安静にして寝ていて、少し楽になったらゆっくり動いていれば、1週間ほどでよくなります。

②骨盤の関節由来の腰痛（仙腸関節性腰痛）

この腰痛も、突然の痛みだったり、なんとなく前兆が出ていたのが徐々に悪化したりと、どのように痛みが出てくるかが特定できません。

①と同じで、悪い姿勢で物を持ったり立ち上がったりしたときなどや、あるいは悪い姿勢で同じ体勢を続けているとき、強い衝撃を受けたとき、冷えたとき、疲労が溜まったときになります。

どんなときに痛みが出るかというと、前屈すると痛くなることが多いです。また、朝起きたときや、同一姿勢から動きだしたときは痛いが、動きだすと少しは楽になるということが多いのが特徴です。

この痛みは、①と違って、寝ていたほうがいいという腰痛ではありません。

さまざまな原因から仙腸関節がこわばり、正常な動きができなくなっていることで生じています。

ですから、仙腸関節の動きを改善するＡＫＡ博田《はかた》法や、骨盤を動かす体操でよくなります。関節の動きが悪くなると、いつもなら痛みの出ない動作でも痛みを感じることになります。

ＡＫＡ博田法とは、関節に微妙（ソフト）な刺激を与えることで、関節の動きのバランスを調整して動きを正常化する徒手治療（療法）です。

関節の動きに問題がある場合に、ＡＫＡ博田法で関節の動きを正常化することで、関節由来の痛みやしびれを治すことができます。ＡＫＡ博田法では、関節の中でも体の中心にある骨盤の仙腸関節を重視しています。痛みが強くて動けないときは、骨盤ベルトで安定化すると動きやすくなるのでおすすめです。

③背骨の関節由来の腰痛（椎間関節性腰痛）

この腰痛も、どのように痛みが出てくるかが特定できません。悪い姿勢で作業しているとき（とくに中腰作業や、重いものの持ち上げ運搬）になります。

体を動かしたとき、とくに反ることによって痛みが強くなるのが特徴で、じっとしていると楽です。

しかし、これも②と同じで、寝ていたほうがいいという腰痛ではありません。

さまざまな原因から椎間関節がこわばり、正常な動きができなくなっていることが、この痛みを生んでいるのです。

なので、椎間関節の動きを改善する体操をすることでよくなります。痛みの強いときは、動けるように腰部ベルトで腰を安定化してください。

④筋筋膜性腰痛（腰の筋肉痛）

腰背部《ようはいぶ》の筋肉の疲労による腰痛です。背骨の両側にある筋肉部に痛みがあります。

朝より夕方、用事を終えてからつらくなる方が多いのが特徴で、また背中の曲がった高齢者の腰痛も、ここが原因となっている場合が多いです。

痛みの原因は、腰背筋がこわばっている場合と、伸びきっている場合とがあります。もちろん、前者と後者では対処法が異なります。

こわばっている場合は、腰の前屈、側屈、回旋運動やマッサージが有効で、伸びきっている場合は、腰を反らす運動が有効です。逆にやってしまわないようにご注意ください。

⑤神経由来の腰痛

腰椎椎間板ヘルニアや腰部脊柱管狭窄症という腰の神経の病気において、腰背部に関わる神経の炎症が原因で腰痛が出現することがあります。

この場合、腰背部の筋肉に痛みを感じますが、腰背部の筋肉に異常はありません。神経の炎症を治める薬で改善します。

⑥椎体骨折による腰痛

高齢者で骨粗鬆症のある場合、ごくありふれた日常生活動作でも椎体の骨折を生じる場合があります。高齢者がいつもと違う強い腰痛を自覚したら、この可能性が高いでしょう。

こうなると、体を動かすと痛みがつらく、じっとしていると楽です。**うつぶ**

せで背骨を肩たたきのように叩いていくと、ある一ヵ所で強い痛みを訴えるところがあるのが特徴です。

骨折が原因ですから、個人でどうにかなるものではありません。病院で体幹コルセットまたはギプスの治療を受けてください。

⑦内臓由来の腰背部痛

尿管結石《にょうかんけっせき》、大動脈解離《だいどうみゃくかいり》、子宮筋腫《しきゅうきんしゅ》、十二指腸潰瘍《じゅうにしちょうかいよう》、胆石《たんせき》などが腰痛の原因になっている場合です。動作や姿勢による痛みの増減が少なく、じっとしていても痛みが変わりません。

この場合も個人の努力でどうにかなるものではないので、病院に行ってそれぞれの症状の治療を受けてください。

腰痛のきっかけは間違った姿勢・動作から

座っている赤ちゃんの背筋に注目

何より、腰に負担がかからないようにすることが重要ですが、ただ単に無理をしないということではありません。

勘違いしている方が多いのですが、重いものを持つことが悪いわけではありません。

間違った持ち方をしていることがいけないのです。

同様に、前屈み作業が悪いわけではなく、間違った前屈み姿勢がいけないということです。

体にとって、動き過ぎることはよくないのですが、安静にし過ぎることもよくありません。

「寝腰」と言って、寝てばかりいると腰痛になることがあります。

体のコンディショニングには、ほどよく適度に動くことが欠かせません。腰痛対策、予防のためにも、正しい姿勢で腰にやさしい動作をおこなうことが重要です。

少なくとも、正しい立ち方と座り方を常日ごろから心がけておこなうことが大切です。

人間の動作としては基本的なものですが、その基本的なことができていないために、腰痛になっている人が本当に多いのです。

先天的な障害がある場合を除けば、「姿勢の悪い赤ちゃん」というのはいません。**生後1年程度の赤ちゃんは、どの子を見ても背筋をぴんと伸ばした理想的な座り方をしています。**

それに比べて、若者や大人、高齢者の座り方は非常に乱れています。こうした悪い姿勢が腰痛を生むのです。

①**正しい立ち方**

ⅰ）頭のてっぺんにつけた糸を、まっすぐ上に引っ張るイメージ。

ⅱ）足首のすぐ前に重心がある。

ⅲ）両手を真横で水平に伸ばし、肩の力を抜いて下ろす。

ⅳ）腰が反り過ぎていたり、背中が腰より後ろにあったりするときは、お腹を引っ込める。

②**正しい座り方**

ⅰ）骨盤を立てる。

ⅱ）頭のてっぺんにつけた糸を、まっすぐ上に引っ張るイメージ。

ⅲ）両手を真横で水平に伸ばし、肩の力を抜いて下ろす。

ⅳ）腰が反り過ぎていたり、背中が腰より後ろにあったりするときは、お腹を引っ込める。

ⅴ）顎《あご》は出し過ぎず、引き過ぎず。

ⅵ）机に向かうときは、背筋は伸ばしたまま、股関節《こかんせつ》を屈曲《くっきょく》させて前傾姿勢をとる。

腰にやさしい動作を習得せよ

①前傾（お辞儀）…背筋は伸ばしたまま、股関節を曲げながら前傾する（お辞儀のときは膝を曲げない）。このとき、お尻を後ろに引く。

②しゃがみ込む（下のものを取る）…右足を後ろに引き、背筋をまっすぐにしたまま、股関節と膝を曲げてお尻を下ろして、右膝を床につく。さらに、股関節を曲げて前傾し、床のものを取る。

③立ち上がる…背筋を伸ばしたまま少し前傾して、重心をつま先に移し、股関節と膝を伸ばして立つ。

④起き上がる…側臥位《そくがい》になり、下の手のひらを太ももの下に入れる。上の手は下の肘付近につき、下の肘を曲げると同時に上の腕を伸ばして体を起こしていく。上の腕が伸びたとき、下の手のひらを返す。このときも、脊椎はまっすぐのまま体を起こす。

正しい立ち方

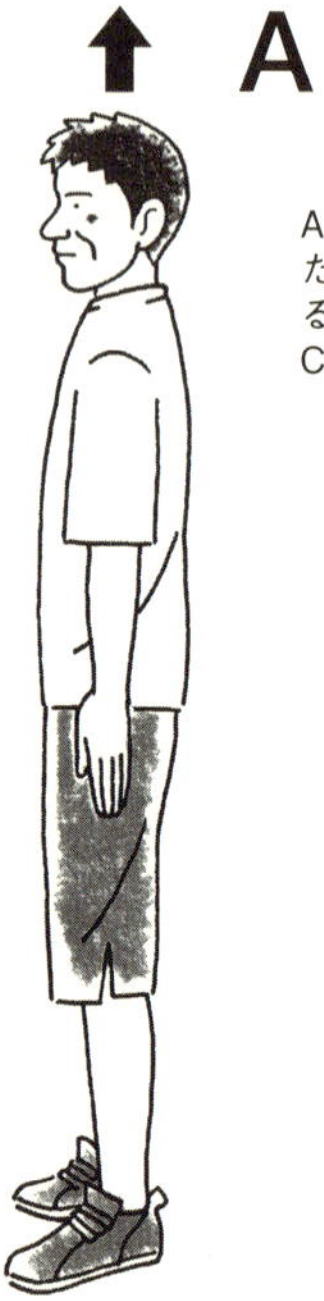

AとBでは頭のてっぺんにつけた糸をまっすぐに上に引っ張るイメージ。
Cは背筋を伸ばすこと。

正しい前傾

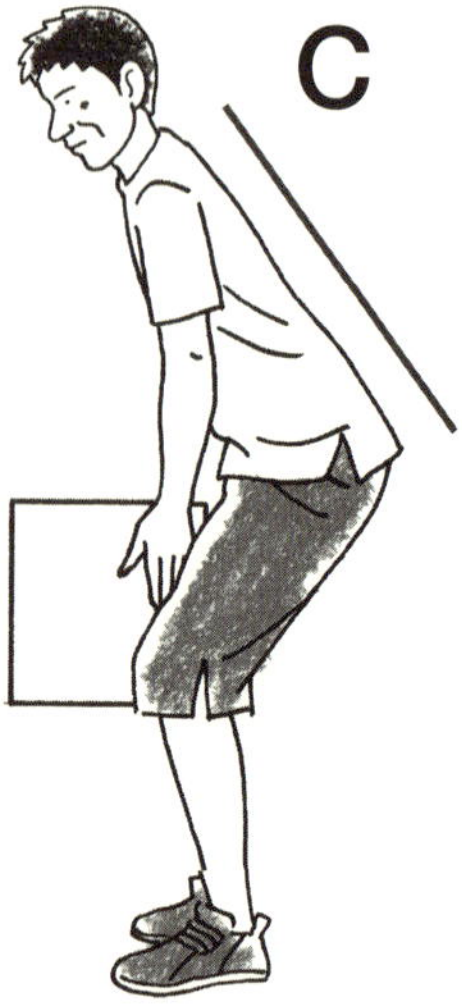

正しい座り方

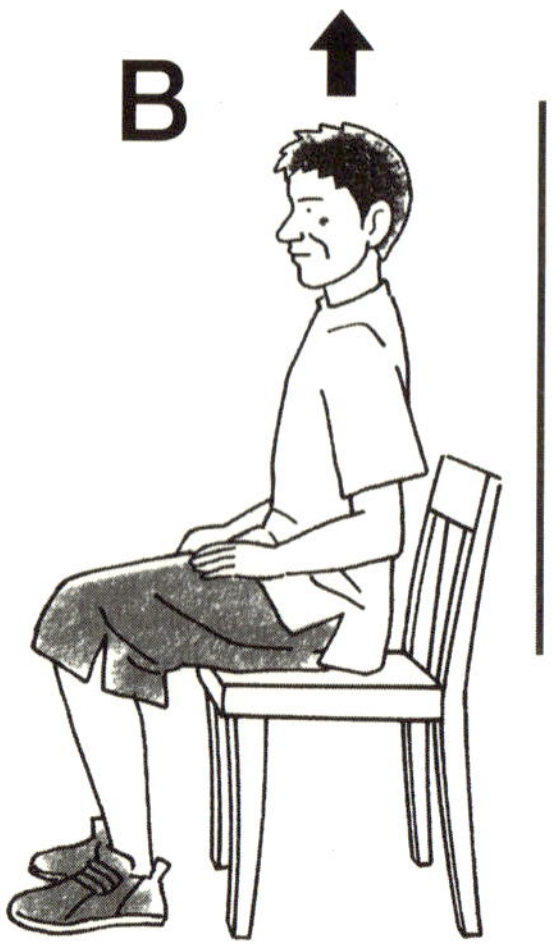

正しいしゃがみ込み

1

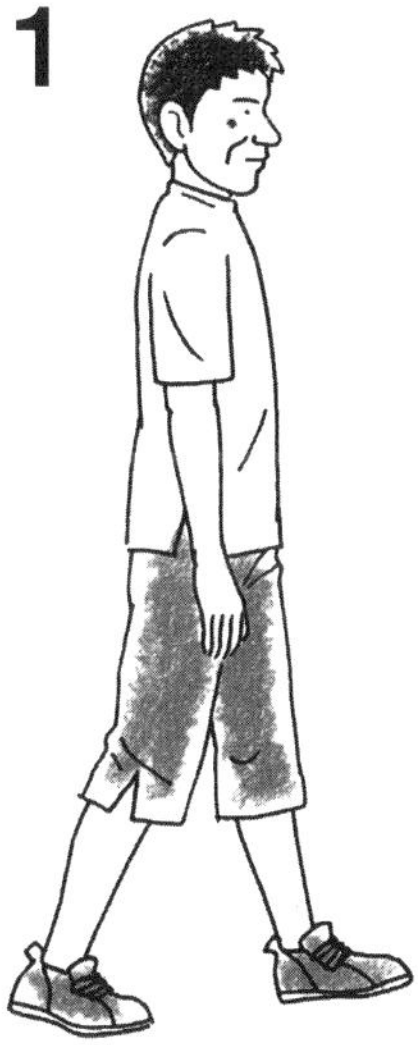

姿勢を正してまっすぐ立ち、
そこから右足を後ろに引く。

2

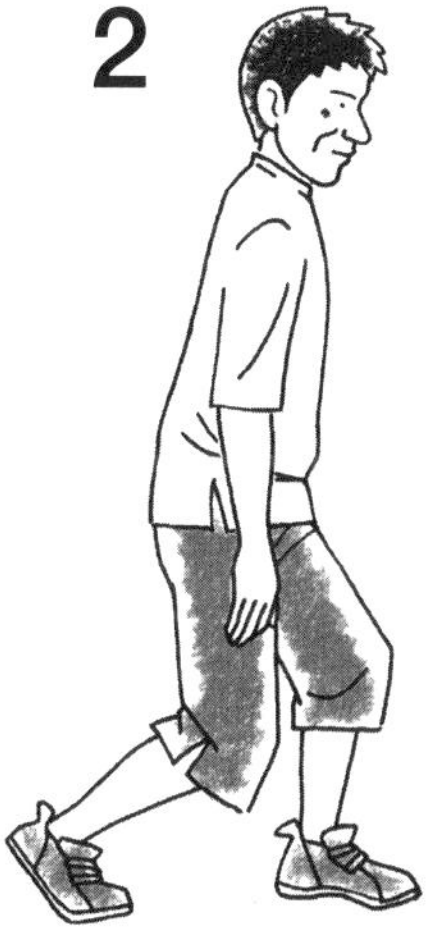

ゆっくりと腰を真下に下げていく。徐々
にしゃがみ、右膝を地面につける。

3

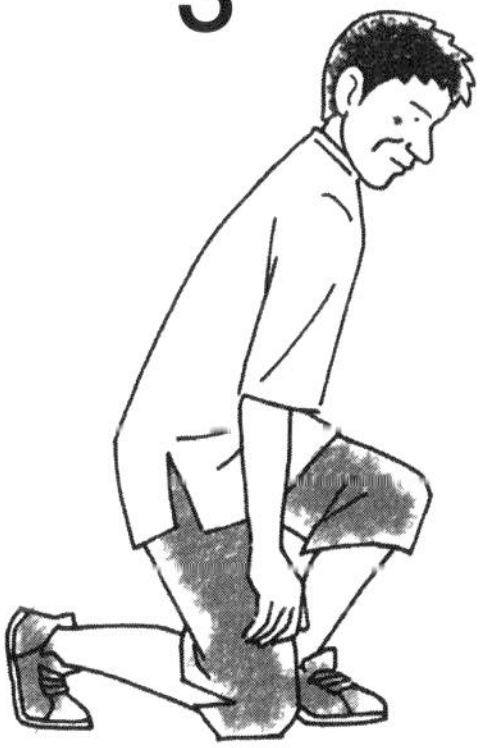

右膝をついたら股関節を曲げて、徐々
に上体を前傾させていく。

4

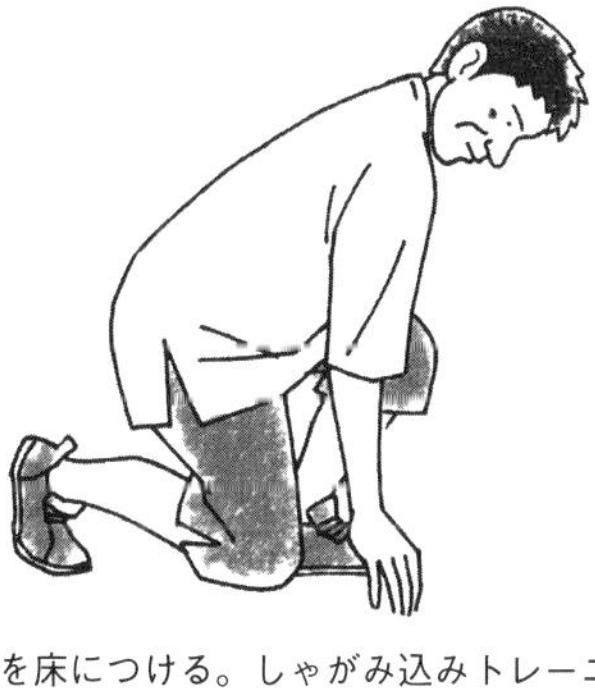

右手を床につける。しゃがみ込みトレーニング
の際は、この姿勢を5～10秒キープし、動作
を巻き戻して1の姿勢へ。足を変えつつ、これ
を何度か繰り返す。

正しい立ち上がり

1

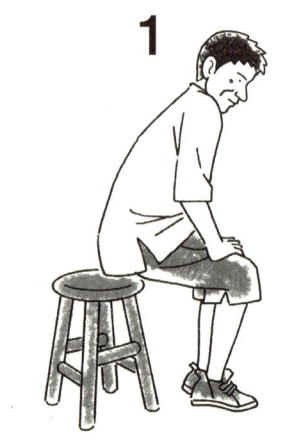

手を膝の上に置いて背中を伸ばし、お辞儀をしながら、重心をつま先に移す。

2

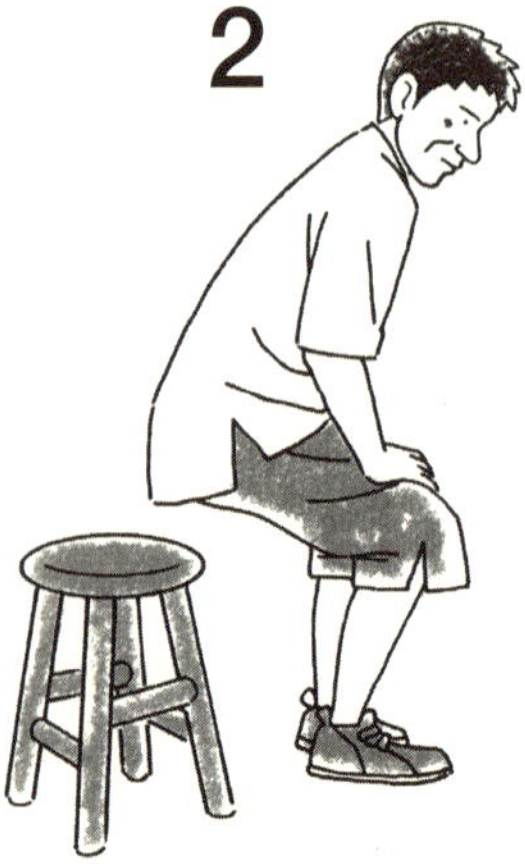

このときに、お尻を少し浮かせる。その流れで膝の上に重心を移す。

3

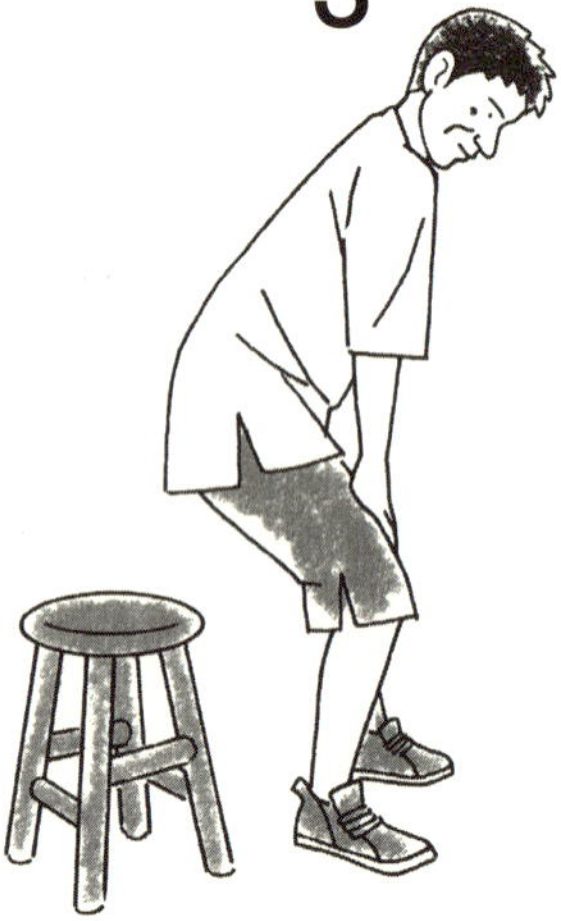

膝を伸ばしてお尻を上げながら立ち上がっていく。

4

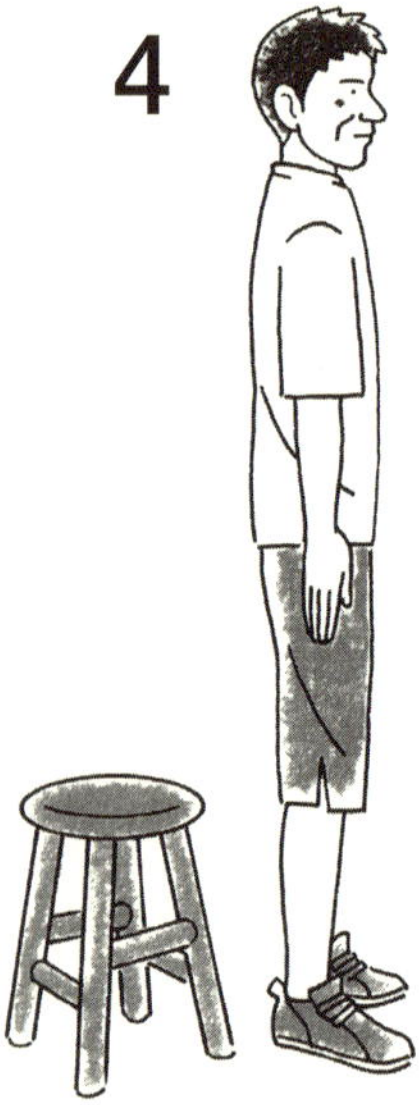

まっすぐに立つ。

正しい起き上がり

1

横向きに寝た状態から、下の手を太腿の下に入れる。上の手は下の手の肘より手首寄り付近に置く。

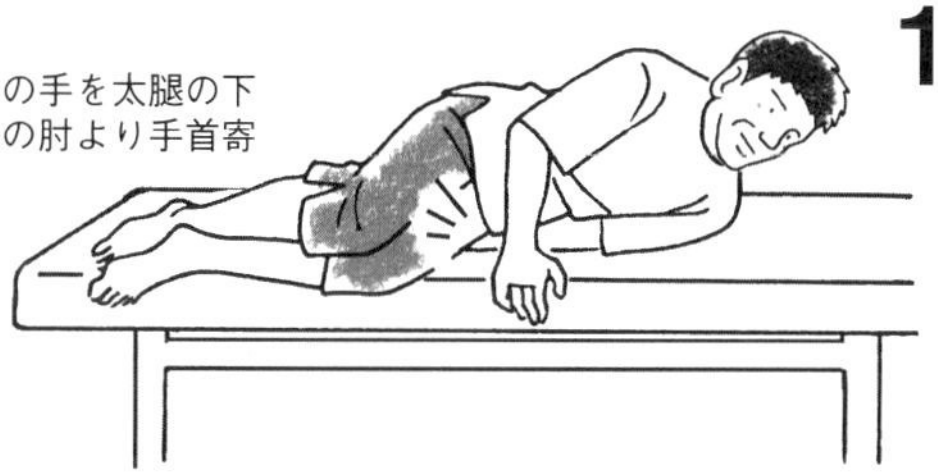

2

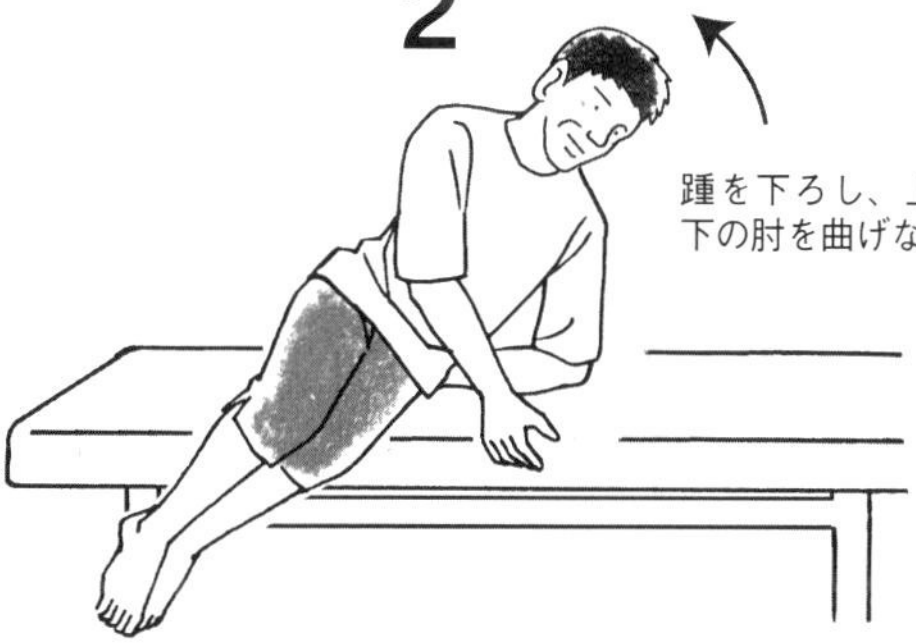

踵を下ろし、上の腕を伸ばして、下の肘を曲げながら状態を起こす。

3

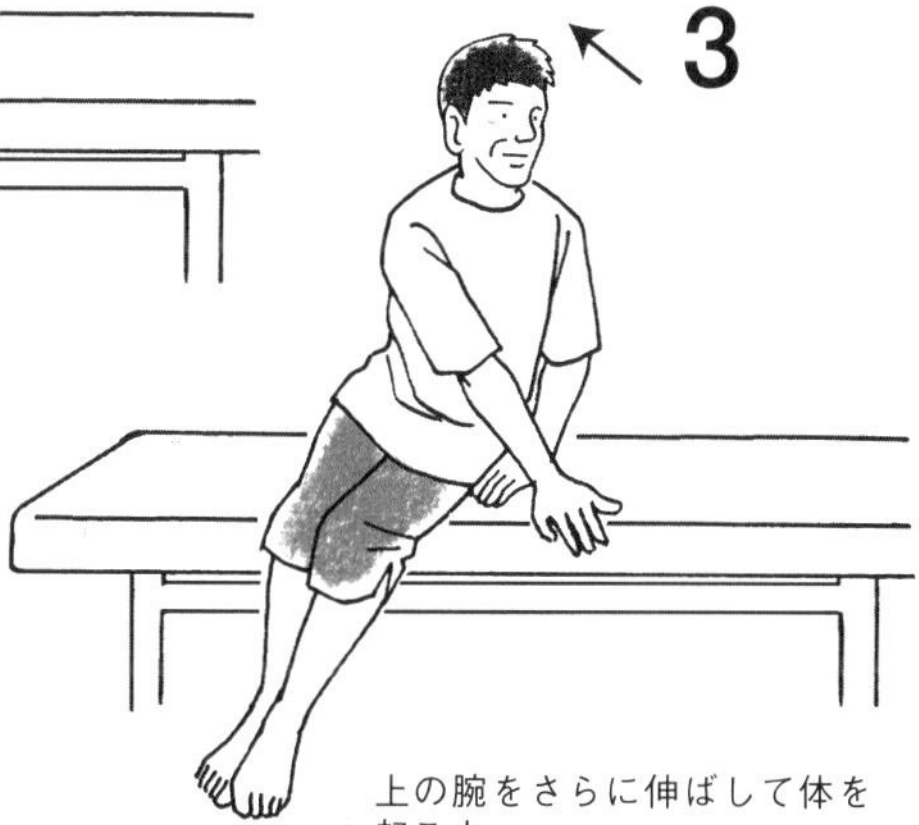

上の腕をさらに伸ばして体を起こす。

4

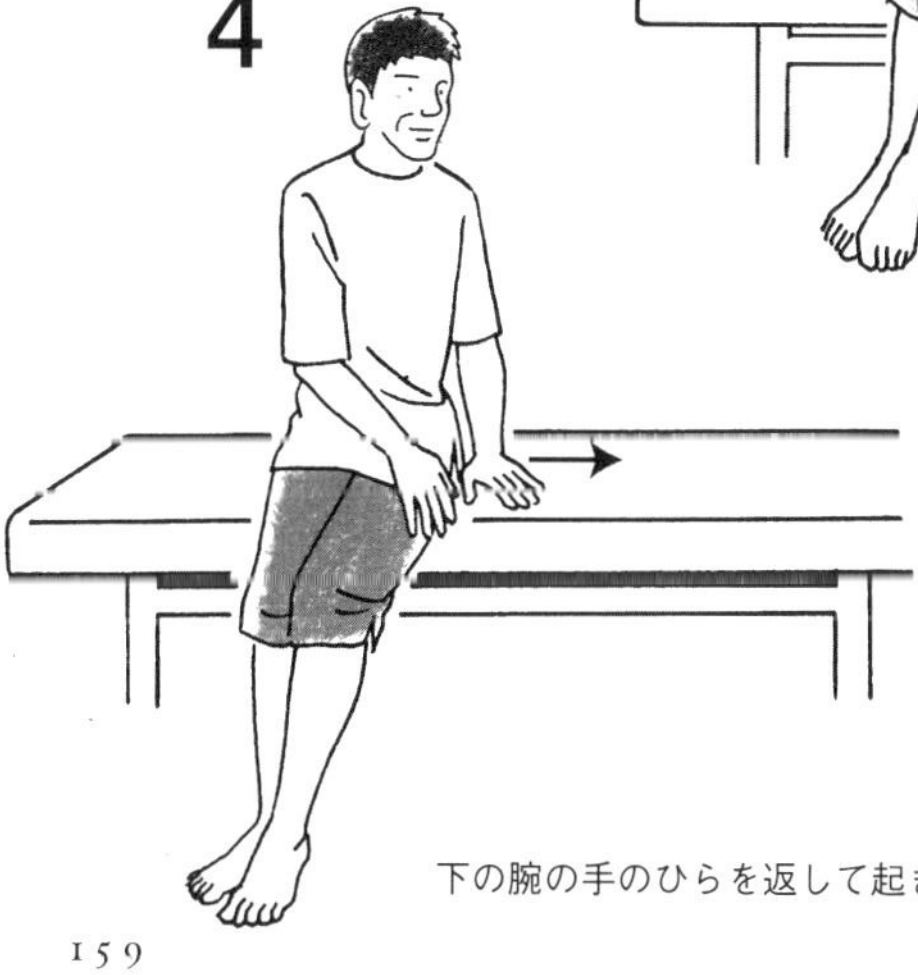

下の腕の手のひらを返して起き上がる。

日ごろの予防体操で腰痛知らずになろう

腰の筋力、持久力、柔軟性をアップさせる

最後に、腰痛予防の体操をご紹介して、腰の項を締めたいと思います。

腰痛対策、予防のためには、正しい姿勢で腰にやさしい動作をおこなうことが重要だと述べましたが、それはつまり、やさしい動作を遂行するために必要な筋力、持久力、柔軟性が求められるということです。

①背骨、骨盤の動きをよくするトレーニング

ⅰ）座位お辞儀…仙腸関節の動きを改善させる。背筋を伸ばしたまま股関節

を曲げてお辞儀をする。

ⅱ）臥位膝引き上げ…腰の筋肉痛、こりに効果的な運動療法。うつぶせになり、顔を左（右）に向け、左（右）膝を曲げ脇に近づけるように引き上げて戻す。これを、できるだけゆっくりおこなう。2〜3秒力を入れ続けて休む。左右3回ずつ、交互に2セットおこなう。

ⅲ）体回旋…仙腸関節と椎間関節の動きを改善させる。右（左）足を軸に、回旋を始め、腰、背中、肩の順に回旋する。あらかじめ、左（右）踵は浮かしておき、前に伸ばした両腕を後ろに回していく。右（左）手の小指を目で追う。左右交互に、それぞれ2〜3回。

ⅳ）背骨・骨盤回旋…仙腸関節と背骨の椎間関節の動きを改善させる。あお向けに寝た状態で、ゆっくり息を吐きながら右（左）の骨盤を持ち上げて、背骨を回旋する。左右交互にゆっくり繰り返す。

座位お辞儀

1

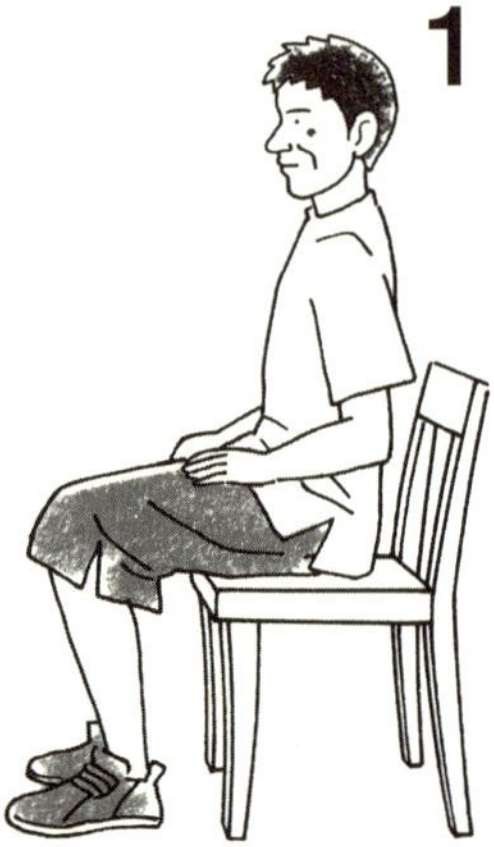

天に引っ張られる感じで背筋を伸ばして座る。

2

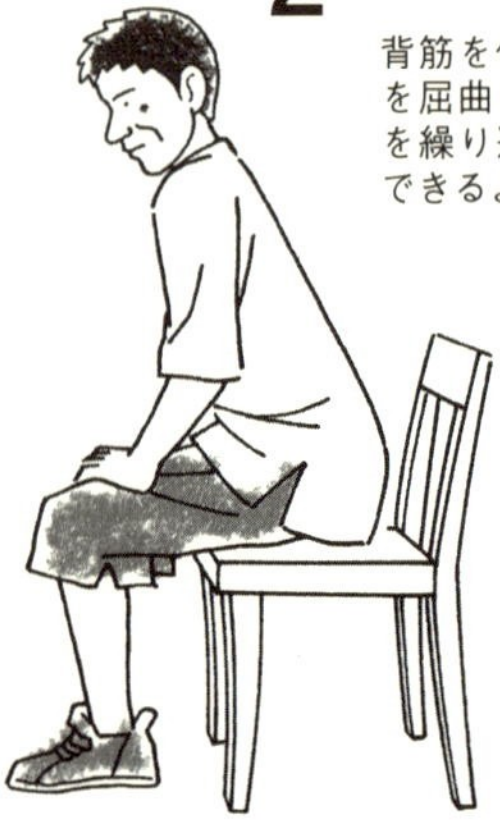

背筋を伸ばしたまま、股関節を屈曲し前傾する。この動作を繰り返しおこない、自然にできるように身につける。

臥位膝引き上げ

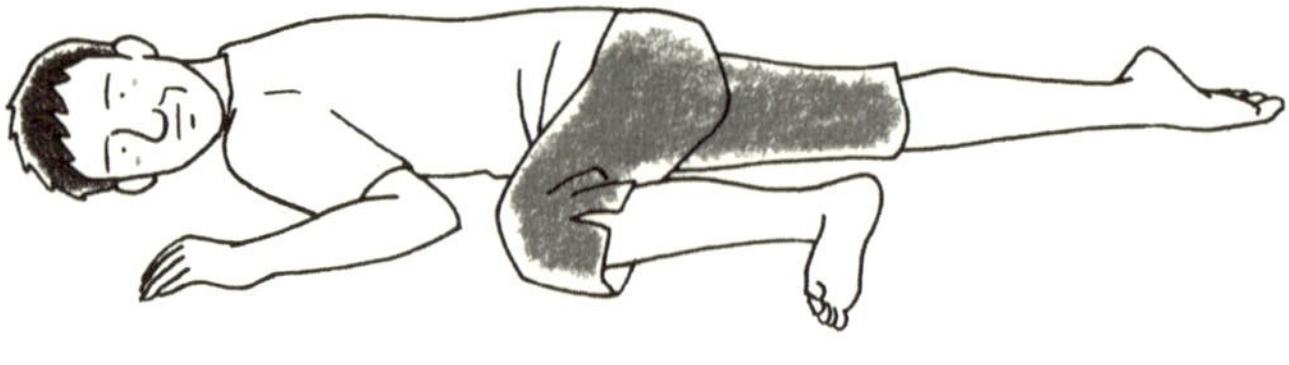

うつぶせになり、顔を左（右）に向け、左（右）膝を曲げ脇に近づけるように引き上げて、上がらなくなったらその位置で２〜３秒力を入れ続け休憩する。これをできるだけゆっくり繰り返す。２〜３秒ずつ力を入れていき、左右３回ずつ交互に２セット。

体回旋

1

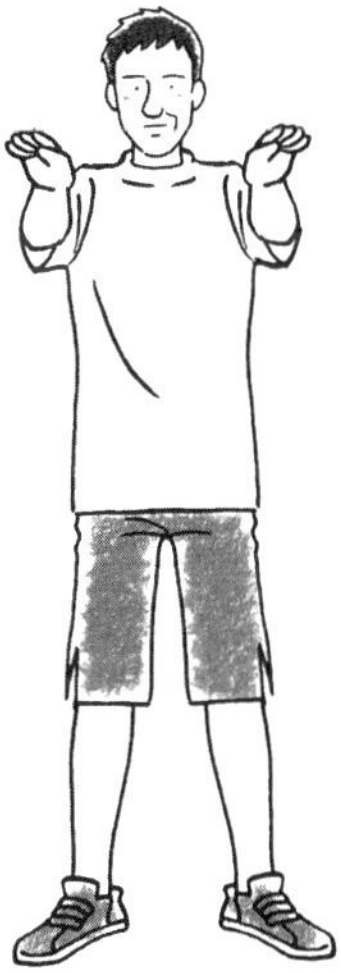

両足を肩幅よりやや広く取って立ち、両腕を前に出す。

2

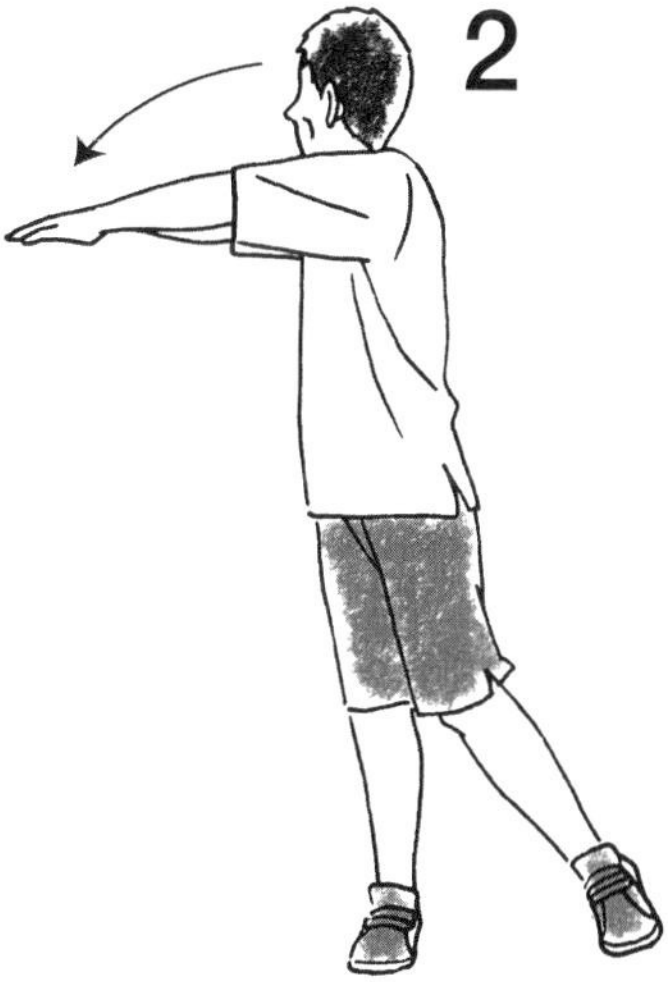

左踵を浮かして右足を軸にし、腰、背中、肩の順に、後方に向かってねじるようなイメージで体を回す。

3

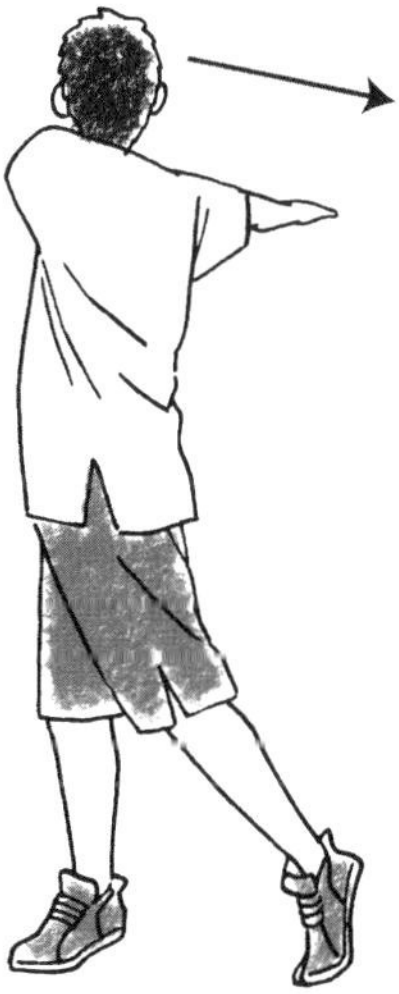

右手の小指を目で追いながら、前に伸ばした両腕を後方に持っていく。左右交互に、それぞれ２〜３回。

背骨・骨盤回旋

1

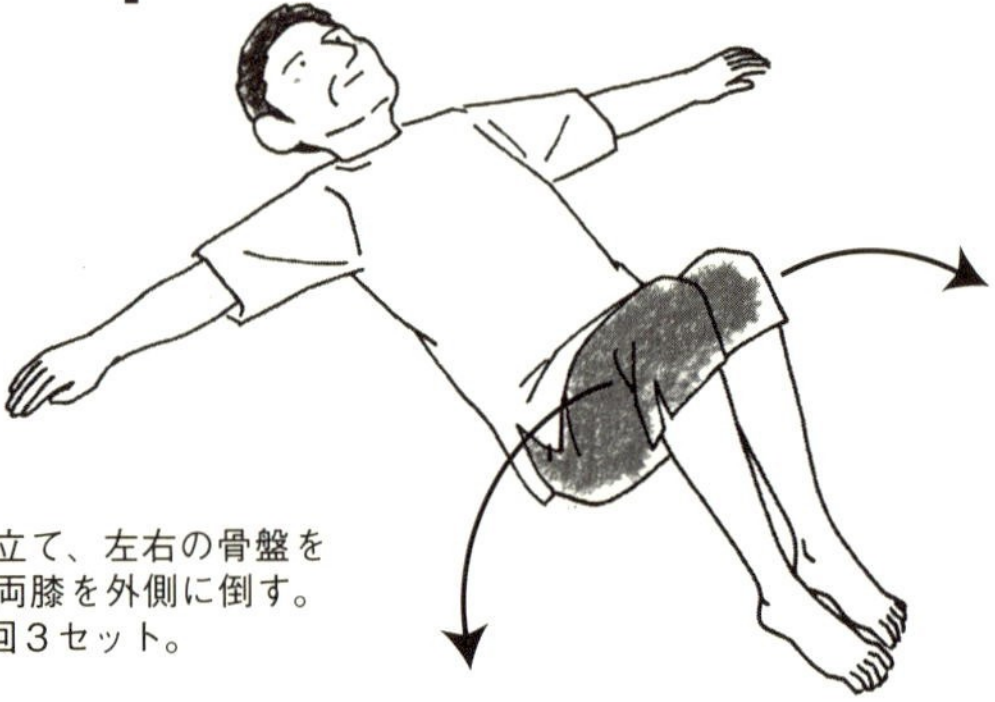

臥位で両膝を立て、左右の骨盤を
上げることで両膝を外側に倒す。
左右に3～5回3セット。

2

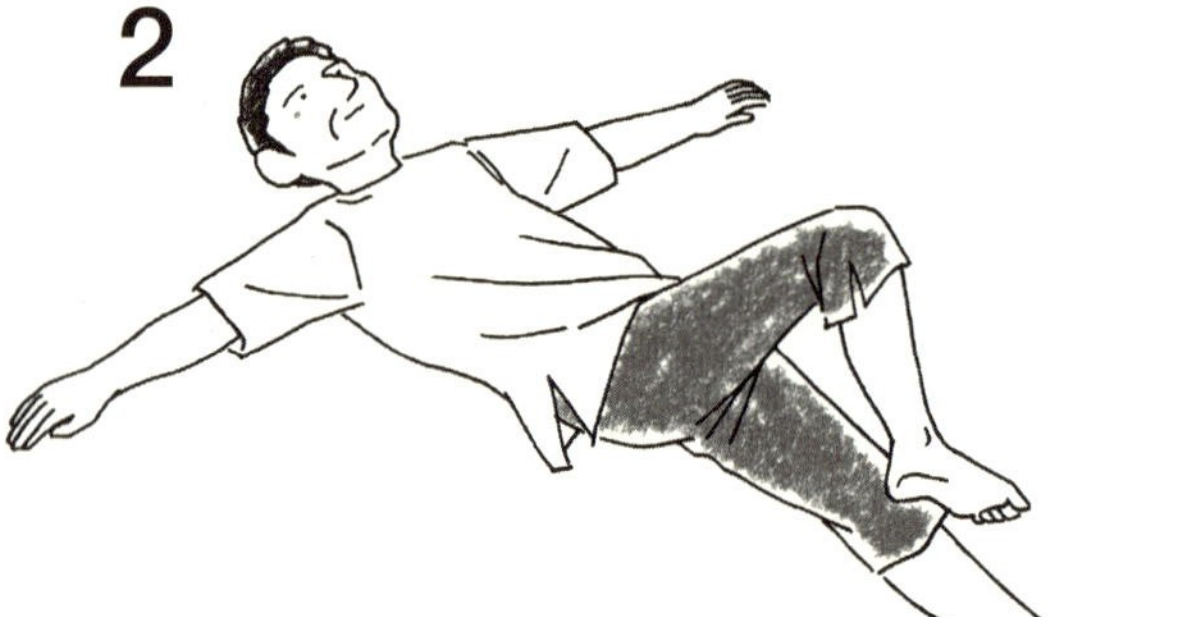

両肩は着け、右（左）膝を曲げて、右踵を左
膝の上に乗せ、左（右）側へ移動させて、
ゆっくり右骨盤を上げて腰を回旋させる。左
右3～5回。

②体幹の筋力を鍛えるトレーニング

ⅰ）背筋…うつぶせになり、胸の下に畳んだタオルを置く。手を伸ばして顎を引き、下を向いたまま、胸をタオルから浮かす。5秒以上、可能なら60秒維持、これを3〜10回おこなうことで背筋を鍛える。なお、筋力に応じてレベル別の姿勢をとっても構わない。

ⅱ）引っ込め腹筋…腕をまっすぐに下ろし、親指を外に開きながら脇をしめ背中の肩甲骨を引き寄せ、下腹にある腹横筋《ふくおうきん》を収縮させてお腹を引っ込めながら息を吐ききる。これを5〜10回おこなう。歩きながらでもできる。

＊整形外科医は、腰痛予防に腹筋を鍛えることをすすめます。それは、腹圧をかけて腰部を安定化させるためです。一般的によくおこなわれている腹筋は、体幹を曲げる腹直筋《ふくちょくきん》を鍛える運動ですが、腰部安定化に必要な腹筋は、お腹を引っ込める腹横筋です。

iii）バンザイ体操…両手を上げて、さらに肩甲骨を持ち上げ、5秒静止。これを5～10回ほど。僧帽筋《そうぼうきん》、肩甲挙筋《けんこうきょきん》（いずれも首から肩の筋肉）を鍛えることができ、肩こりにも有効。

iv）しゃがみ込みトレーニング…しゃがみ込みの一連の動作を、10～50回繰り返す。正しい立ち方から、前傾、しゃがみ込み動作をおこなう筋力を鍛えることができ、それを繰り返しおこなうことで持久力も養える。
＊この運動の動作に関しては、157ページで紹介したイラストを参考にしてください。

v）腕立て伏せ…頭から踵まで一本の棒のようにまっすぐにする。まっすぐの体勢を変えないで肘を曲げる。力のない人は、膝をついておこなう。腕の筋肉と体幹の筋肉を鍛えることができる。
＊これは一般的によくおこなわれている腕立て伏せです。

レベル別背筋の姿勢

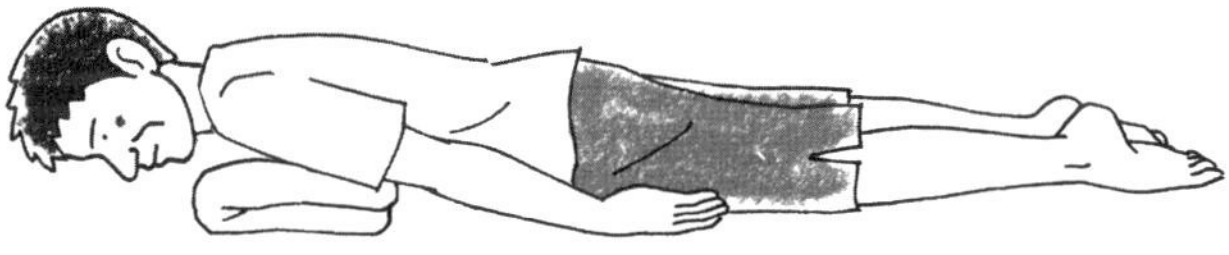

筋力が弱い人……うつぶせに寝て、腕を体に沿わす。顔は少し顎を引く。

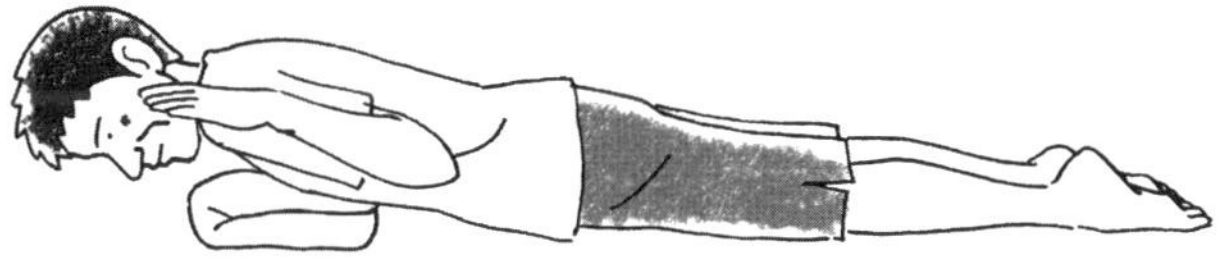

筋力が普通の人……肘を曲げて手を耳の横に。

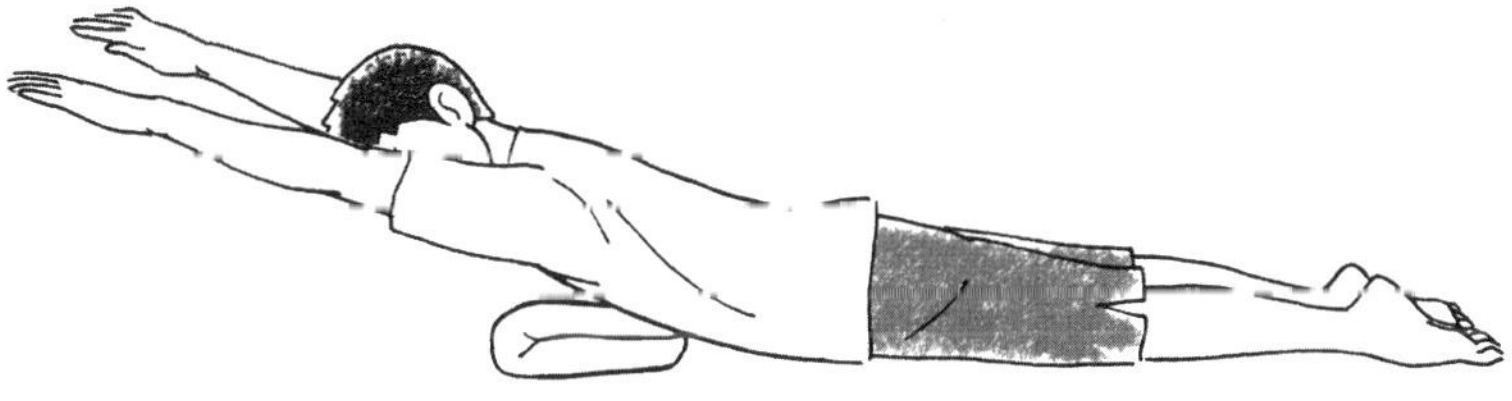

筋力が強い人……腕を伸ばす。

引っ込め腹筋

2

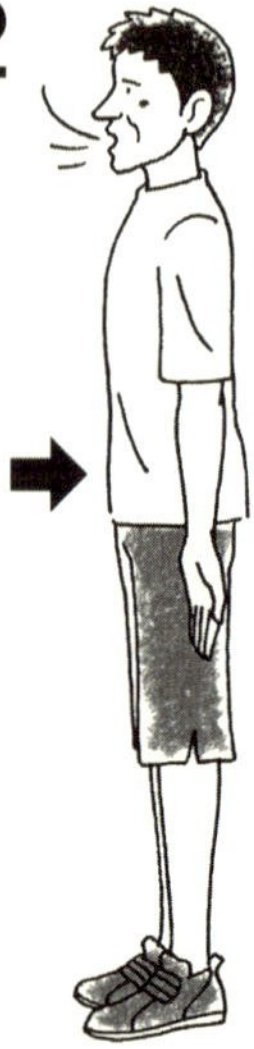

お腹を引っ込めながら、できるだけ長く息を吐く。5～10回。

1

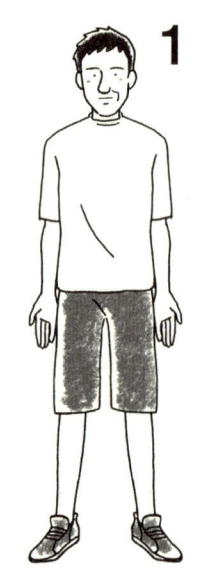

腕を下垂させて親指を外に開きながら脇をしめ、背中の肩甲骨を引き寄せ胸を広げる。

バンザイ体操

前

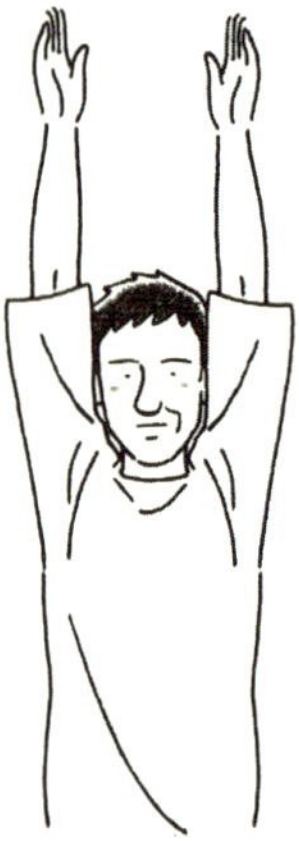

横

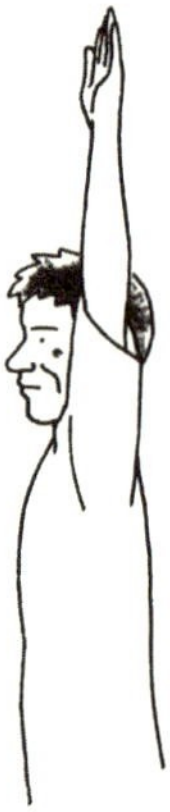

両手を上げて、さらに肩甲骨を持ち上げ、５秒静止。これを５～10回ほど。

③姿勢をよくするトレーニング

ⅰ）頭ブリッジ…あお向けになって、お腹の上で手のひらを組み、後頭部を床に押しつけて背中を反る。これを3～5回おこなう。背中を伸ばす筋肉を鍛える。

ⅱ）お尻浮かし…天に引っ張られる感じに伸び上がり、ちょっとだけ坐骨が浮く状態を数秒維持する。5～10回繰り返す。腹筋、背筋、大腿四頭筋《だいたいしとうきん》（太ももの前の筋肉）、前脛骨筋《ぜんけいこつきん》（脛の前の筋肉）が鍛えられる。

ⅲ）のびのび体操…お尻の下に畳んだバスタオルを置き、あお向けになる。両手の指を重ねて、人差し指だけ指先をまっすぐ頭上に伸ばす。同時に踵も足先方向に伸ばすことで、縮こまった体を伸ばせる。これを3～5回おこなう。

頭ブリッジ

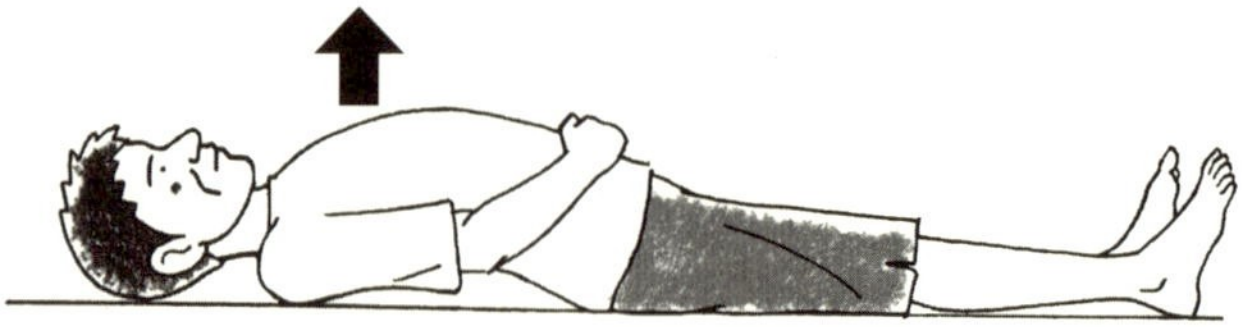

後頭部を床に押しつけて背中を反る。3～5回おこなう。

お尻浮かし

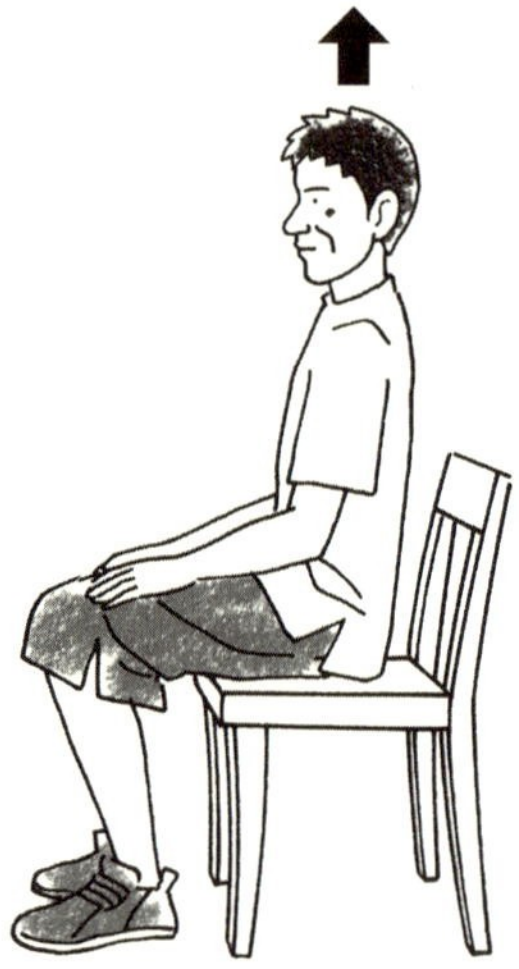

少しだけ坐骨が浮く状態を数秒維持、5～10回繰り返す。

のびのび体操

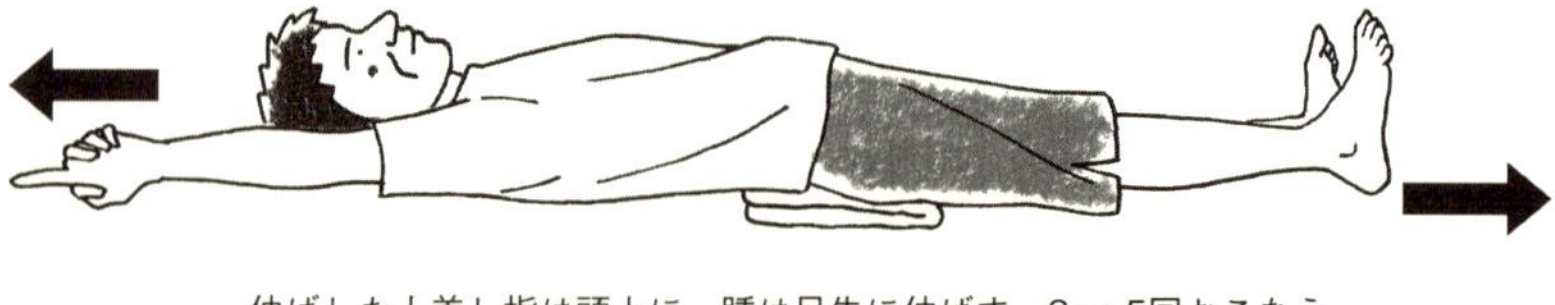

伸ばした人差し指は頭上に、踵は足先に伸ばす。3～5回おこなう。

第5章

住居、食事、家族の「ここ」を見直そう

家がバリアフリーじゃない高齢者のほうが元気

じつは危険なバリアフリーのマイホーム

公共の施設において、障害者や虚弱高齢者らが、けがをしないように対策を講じ、その一つとしてバリアフリーにすることは必要です。

しかし、自宅をバリアフリーのような障害のない環境にすると、障害を乗り越える能力が衰えていきます。楽な環境は、人の活動レベルを退化させてしまうのです。

ほどよい負荷のある環境が、高齢者の元気な体づくりや自立度維持に貢献します。

ご自宅を改築する機会があるという方もいらっしゃるでしょうが、「ちょうどいいからバリアフリー設計にしよう」というようなお考えがあるようでしたら、**「早めのバリアフリー化は自立度維持の妨げになる」**と、考え方を変えてください。

これは、高齢者ご自身だけの問題ではなく、同居されているご家族の方々も同じ認識を持つ必要があります。「今はともかく、将来は親の介護が大変そうだから」と自宅のバリアフリー化に踏みきると、おそらくその将来はもっと介護が大変になってしまうでしょう。

加齢とともに、体力が一様に低下していくわけではありません。誰もが加齢とともに低下する体力と、日々の生活で体を使っていないために低下する体力があるのです。

その証拠に、運動している高齢者は元気です。

以前は心臓が悪い場合は安静が一番と思われていましたが、最近はじっとしているより動いたほうが体にとっていいことがわかり、心臓リハビリがおこなわれています。

体を動かしてしんどかったら、「それ以上は無理しないほうがいい」と考えて安静にしているより、「体力を取り戻さなければ」と奮起《ふんき》したほうがよほどいいのです。

そのためにも、元気なうちから「念のために」と言って、家をバリアフリーにするべきではありません。生活していく上で適度な障害を乗り越えていくことは、元気な体づくりに必要な要素なのです。

高齢者の自宅に共通している点

自宅をバリアフリーにした高齢者と、しなかった高齢者では、バリアフリーにしなかった高齢者のほうが、数年後も足腰がしっかりしていたという報告があります。

たしかに、バリアフリーにすると、つまずく機会は減るかもしれません。しかし、楽な生活をしていると体がそれに慣れてしまい、段差に対して足を上げる能力が低下します。

それでも、いつも家の中にいるなら、まだいいかもしれません。しかし、ひとたび外出すればいろいろな障害があります。

運動器訓練を熱心にしている介護施設の中には、意図的に〝バリアアリー〟をおこなって実績を残している「夢のみずうみ村デイサービスセンター」のようなところもあります。

近ごろの風潮として、過度にバリアフリーを推奨し過ぎているように感じています。自宅に手すりやスロープなどを取りつけることによって、利益を得る業者がたくさんあるのでしょう。

国としても、一見、国民のためになり、経済効果もあるので、推奨しやすいという側面があります。

ただ、だからといって、「バリアフリーは万能だから、どんどん進めていくべき」というわけではありません。

高齢者の自宅に何度も足を運んだ経験からの感想ですが、家の中があまり片づいておらず、いろいろなものが部屋に散らかっていることが多いのです。足の踏み場もないような家もあります。

なんでそういう部屋になるのかというと、床にモノを置いておけば、座っていてもすぐ手が届くからでしょう。ある意味、便利とも言えます。

バリアフリーより先にやっておくべきこと

しかし、片づいていない部屋は転倒しやすい部屋でもあります。**転倒予防には、必要でないものを処分し、つまずくものをなくすことのほうが、はるかに優先順位が高いと思います。**とくに、コードなど引っかかりやすいものを片づけることが大事です。

わざわざ手すりを設置する必要があるのか、よく検討してみることも大事です。イスやテーブルなど、あるものを使って手すり代わりにすることもできるでしょう。そうすれば、いつでも配置を変えることもできます。

玄関なども、安易にスロープを設ける前に、配置を変えるだけで安全に移動できるようになることがあります。絨毯《じゅうたん》やマットなどを、滑らないものに替える工夫も必要です。

また、バリアフリーの施工にしても、階段や廊下の滑り止めやちょっとした手すりなどは、ホームセンターに行けば手に入ります。**わざわざ業者に頼まなくても済むのです。**

バリアフリーがすべて悪いとは言いませんが、深く考えずにバリアフリー設計の家にしてしまうと、あとが大変です。ご自身はもちろん、ご家族の方々も、もう一度よく検討してみてください。

不慮の死亡要因は第2位が転倒だった！

交通事故よりも多い死亡例

年をとってくると、どうしてもある程度は体機能が低下し、転倒しやすくなります。

そして、一度でも転倒してけがをした経験があると、その後、同じように転倒することが怖くなってしまい、歩くことに不安を感じるようになります。

これが、高齢者にありがちな不安の一つ、「転倒不安」です。

「転んでけがをしたりすると、寝たきりになってしまうかもしれない。だから、極力一人では歩かない」

「誰かに支えてもらったり杖を突いたりせずに自力で歩くと、ふらついて転びそう。もう、歩くのが怖い」

転倒不安を抱えるようになると、このように歩くこと自体を避けるようになります。**歩くことはすべての活動の基礎になりますから、結果として劇的に運動量が減り、一気に寝たきりに近づいてしまうのです。**

75歳以上の高齢者の死亡要因として、病気などではない不慮《ふりょ》の事故で、最も多いのは窒息死《ちっそくし》です。次がなんと、「転倒・転落」による死亡でした。その割合は交通事故よりも多いのです（2012年「国民衛生の動向」より）。

自分にどれだけバランス能力があるかを知る

高齢者になってからの転倒は、若いときに軽く考えていたよりもはるかに危険です。

高齢者の転倒は大けがにつながりやすく、頭をけがしてしまったり、足や腕のつけ根、背骨や手首などを骨折してしまう場合も少なくありません。若いころには出ていた「とっさの手」が出てこないのです。

転倒から大けがにつながって寝たきりになる。あるいは、転倒不安から歩くことが怖くなって下半身が衰えてしまい、やはり寝たきりになる……。これでは悪循環です。

かといって、安易なバリアフリーは考えものだということも、前の項目でお話ししたとおりです。**ちょっとした対策ができていれば、ほとんどの転倒は防げるものばかりです。**

まずは、自分のバランス能力がどれほどあるかをチェックしておきましょう。

転倒の原因は、バランス能力の低下が大きな要因です。しかし、日ごろから運動を心がけていれば、少なくとも日常生活に影響が出るほど支障はないはずです。

今の自分にどれほどのバランス能力が備わっているかを知り、必要であればトレーニングを積極的にしましょう。第2章で紹介した片足立ち、重心移動訓練などをおこなえば、今の自分にどれほどバランス能力があるのかがわかり、また同時にバランス能力も鍛えられます。

履きやすい靴を買わない

次に靴選びについてですが、大前提として歩きやすい靴を選ぶことです。デザインやファッションよりも歩きやすさを優先してください。

しかし、これは履きやすい靴という意味ではありません。たまに勘違いしている方がいますが、両者はまったく別物です。履きやすい靴は脱げやすい靴でもあります。

そして脱げやすい靴は、歩行する際に足元の不安定要因になるので、転倒を起こしやすい靴といえます。むしろ、**履くときに手間がかかる靴のほうがいい**のです。

これは靴下も同じです。穿きやすい靴下は、同時に脱げやすくもあるので、転倒要因になります。

また、とくに冬になると、足先が冷えるからといって靴下を重ね穿きする方がいますが、これは控えましょう。靴下を重ね穿きするとモコモコになってしまい、しっかり踏ん張ることができず、足底の感覚がなくなり、転倒要因になります。

さらにいうと、一般的な靴下は、足の指先が分かれていません。むしろ、足指が中央に寄せ集められてしまっています。

そのため、指が床面に接する面積が狭くなり、指先でしっかり床をとらえることができなくなります。

そこで、**足指が自由に広がる5本指ソックスがおすすめ**です。あるいは、いっそのこと裸足で生活すれば、足の指が広がり、5本の指先でしっかり床をとらえられます。

最後に、当然ながら滑りやすい靴下は穿かないことです。たとえば、毛糸の靴下はフローリングの床では滑りやすくて危険です。それ以外の靴下であっても、床材やカーペットとの組み合わせで、滑りやすくなってしまう場合もあります。

いずれにしろ、しっかりと踏ん張ることができ、安定した歩行ができる靴、靴下を選ぶべきです。

高齢者の転倒は75％が自宅内で起きている

では、高齢者は実際、どんな場所でよく転倒しているのか、ご存じでしょうか。

じつは高齢者が転倒する場所は自宅が最も多く、全体の約75％を占めているという数字があります（国民生活センター「病院危害情報〈2003〜2007〉」）。

いかに自宅に、転倒の危険因子が潜んでいるかがわかります。どういったところが危険なのか、主なものとその対策を列挙していきます。

まず、**裏面にゴムなどの滑り止めのないマットやカーペットは危険**です。滑り止めのあるものに買い替えるか、あるいは滑り止めの材料を自分で買ってきて敷いてください。

今は100円ショップでもさまざまな種類のものが売られているので、手作業の苦手な方でも、敷くだけならそれほど難しくないはずです。

とくに**浴室のタイルはとても滑りやすい**のですが、タイルの張り替えは多額の費用がかかるので、きちんと滑り止めのついたマットを敷くようにしてください。もちろん、出費が惜しくないようであれば、滑りにくい材質のタイルに張り替えてもいいと思います。

また、洗面所に滑らないラグを敷くことも忘れないでください。濡れた足は滑りやすいので、浴室を出ても注意が必要です。

安価な浴室マットやラグの中には、滑りやすい商品もあります。実際に使ってみたら滑りやすかったという商品では意味がないので、店員に相談しながら思いきって高いものを買いましょう。

足元に潜む危険をあらかじめ排除

雑然とした電化製品のコード類も、高齢者の足に引っかかって転倒の原因になります。

これらは、カーペットやマットの下に這わせたり、コードを覆うカバーを取りつけたり、波打つ部分をまとめたりするだけで、転倒する危険性はだいぶ減ります。コードを覆うカバーも、100円ショップやホームセンターなどで売られています。

暗い足元も、主な転倒の原因です。高齢者の中には、節電を意識しているのでしょうか、廊下などあまり使わない場所の明度を落としている方が結構います。

しかし、足元が暗いと障害物に気づきにくくなるなど、どうしてもつまずきやすくなります。数千円程度の初期費用はかかりますが、**センサーつきのフットランプ（足元用の照明）を購入するのも手**です。近くを歩くときに足元が明るくなって、転倒する危険性がグッと下がります。

視力の問題で足元が見えにくくなっているなら、眼鏡を買い換えるか、今かけていない人なら眼鏡を買うことも検討しましょう。これも初期費用は高くつくかもしれませんが、それで足元が見えやすくなって転倒の危険性が下がるなら安い買い物です。

また、服用によってふらつくなどの副作用が出る薬も、医師に相談するなど

して、場合によっては服用を控えましょう。

とくに、精神安定剤や睡眠剤は、薬の副作用のために転倒する危険が増すので、服用後は通常以上に転倒に気をつける必要があります。ふらつきの少ない睡眠剤も発売されたので、睡眠効果がやや落ちても安全な薬を飲むようにしてください。

どんな食事が下半身を鍛えるのか

肉も炭水化物も食べたほうがいい

下半身に限りませんが、筋肉をつけるにはたんぱく質が一番です。のちほど詳しくお話ししますが、そのためには肉も食べたほうがいいでしょう。

さらに、筋肉を動かすエネルギー源は糖分です。糖分がなければ筋肉を動かすことができないので、炭水化物などを適切に摂取する必要があります。

最近やり玉にあげられがちな肉と炭水化物ですが、問題は食べ過ぎなのであって、適量をとっていれば筋力のアップ、メンテナンスに欠かせないものとなります。

たんぱく質だけでは筋肉はつかない

筋肉をつけるためには、肉は食べたほうがいいでしょう。しかし、動物性たんぱく質を必要以上に多くとり過ぎると、高脂血症となり、心筋梗塞や脳梗塞のリスクが高くなります。

食べたほうがいいという先生方でも、これは食べ過ぎという量があり、控えたほうがいいという先生方でも、この量は少な過ぎという量があります。つまり、ボーダーラインをどこに引くか、その適量で議論しているだけのことなのです。

しかし、じつはたんぱく質をとるだけでは、筋肉はつきません。運動して、それに見合うたんぱく質を摂取することで筋肉が合成されます。

逆に、**たんぱく質を摂取せずに運動すると、たんぱく質分解がたんぱく質合成を上回り、その結果、運動したのに筋肉が減少する**ということになります。

つまり、運動量に見合ったたんぱく質を摂取することが重要なのです。運動しない人に多くのたんぱく質を摂取させても、いらない分は脂肪になったり、動脈硬化を引き起こすコレステロールになったりします。

その人がどの程度動いているのか、運動しているのかによって必要なたんぱく質の量が決まるのです。

一般的に必要なたんぱく質の摂取量としては、50〜60代の方ですと、1日75〜85g、70歳以上でも60〜70gが推奨されています。

具体的に食べもので説明すると、鶏ささみ100g中には23g、牛もも肉100g中に20・5g、まぐろ赤身100g中に16g、牛乳200㏄に6・8g、卵1個に6・2g、豆腐15gに9・9g含まれているので、参考にしてみてください。ただし「運動とセットでとる」ことが大切なので、この点はお忘れなきよう。

炭水化物の摂取量も、運動を基準にして

運動する動力源は筋肉ですが、体を動かすためのエネルギーは糖です。つま

り、糖分がなければ筋肉を使うことができません。

そのためマラソンランナーは、試合前に糖分（グリコーゲン）を最大限、体に貯蔵して、高い運動能力を得ることを目的としたカーボ・ローディングという栄養摂取法をおこなっています。

スポーツ選手は、運動した分の熱源である糖分と脂肪、そしてたんぱく質をしっかり摂取しないと、十分なパフォーマンスを発揮できる体を保持できなくなります。それゆえに、よく動いている人は、やはりそれなりの糖分を摂取しなければなりません。

炭水化物の必要な摂取量は、個人の体重と運動量（生活活動量）によって決まります。

一例ですが、60歳・60kgの男性で、年相応の活動量である場合、1日に必要なエネルギーは1935キロカロリーです。

このうち、望ましい炭水化物の摂取量は40％なので、774キロカロリーとなります。これをすべて白米のごはんで摂取するとしたら、お茶碗5杯弱です。

女性の場合、60歳・50kgだと仮定して、同じく年相応の活動量である場合、必要エネルギーは1553キロカロリーとなります。望ましい炭水化物の摂取量は、やはり40％なので621キロカロリー。これをすべて、白米のごはんで摂取するとしたら、お茶碗4杯強です。

ただし、お茶碗の大きさなどで違いが出てきますので、いずれもご参考までにお考えください。

動くことが少ない人は、当然ながら必要となる糖分が少ないのですから、必要摂取量も少なくなります。この点はたんぱく質と同様です。必要以上に摂取すると、体重が増加して、肥満となります。

スポーツ選手も、たとえば野球やサッカーの選手は、シーズン中とオフ期間では、炭水化物やたんぱく質の摂取量は違うはずです。オフ期間中に、シーズン中と変わらぬ食生活、つまり多くの炭水化物をとり続けていたら、シーズン前のキャンプが始まってからが大変になってしまいます。

また、糖尿病の方は、そうでない方より少なめの糖分で十分ですので、さらに少なめの糖分摂取を心がけなければなりません。

ただ、運動をしっかりしている糖尿病患者の方は、運動しただけ多めに糖分を摂取するか、薬を減らしてもらってください。

野菜や果物はどれほど食べればいいか

肉や炭水化物のお話をしたので、野菜と果物についても触れておきます。

野菜と果物の重要性については常識のことで、もはや議論の余地さえないように思いますが、不思議なことにその割には、**現状でどの年代とも目標摂取量に達していない**のです。

厚生労働省によると、成人の1日あたりの果物の平均摂取量の目標値は200gで、野菜の平均摂取量の目標値は350g以上です。

とくに野菜は緑黄色野菜と淡色野菜の違いがあります。緑黄色野菜で120g、淡色野菜で200gは摂取してください。どちらか一方だけに偏らないこととと、この合計だけでは350gに足りないことに注意しましょう。次ページからの図表を見て何をどれほど食べればいいか、参考にしてみてください。

◆緑黄色野菜/摂取目標量1日120g◆

ほうれん草	1株 …… 25~50g 1わ …… 300~400g	100g=1/3わ
小松菜	1株 …… 30~50g 1束 …… 300~400g	100g=1/3わ
アスパラガス	細1本 …… 10g 太1本 …… 20~30g 1束 …… 150g	100g=細10本、太4、5本
オクラ	1本 …… 7~10g	100g=10~14本
にんじん	中1本 …… 200~250g	100g=中1/2本
万能ねぎ	1本 …… 2~4g 1束 …… 55g	100g=2束
トマト	中1個 …… 150~200g	100g=2/3~1/2個
プチトマト	1個 …… 10g 1パック …… 100g	100g=1パック
モロヘイヤ	1袋 …… 110~140g	100g=1袋弱
春菊	1本 …… 20~30 1わ …… 200g	100g=1/2わ
さやいんげん	1本 …… 8~10g 1袋 …… 100g	100g=10~12本
ブロッコリー	1株 …… 300~400g	100g=大3房
ニラ	1茎 …… 4~5g 1束 …… 100g	100g=1束
さやえんどう	1枚 …… 2~3g	100g=30~50枚
ピーマン	中1個 …… 30~40g 1袋 …… 150g	100g=3個
パプリカ	1個 …… 40~50g	100g=2個

◆淡色野菜/摂取目標量1日200g◆

白菜	葉大1枚 …… 80~100g 中1株 …… 1~1.5kg	100g=葉1枚
大根	中1本 …… 1kg前後	100g=厚さ3cm （直径8cm） ※葉の部分は緑黄色野菜
キャベツ	葉1枚 …… 50~85g 中1個 …… 1kg前後	100g=葉大2枚
レタス	葉1枚 …… 30g 中1個 …… 500g	100g=葉大3枚
長ねぎ（根深）	中1本（30cm）…… 100g	100g=中1本
カブ	根中1個 …… 80g	100g=1個強 ※葉の部分は緑黄色野菜 （葉付き1個130g）
もやし	1袋 …… 200~250g	100g=1/2袋
カリフラワー	1株 …… 450~600g	100g=大3房
ナス	中1個 …… 80~100g	100g=中1個強
キュウリ	中1本…… 100g	100g=中1本
玉ねぎ	中1個 …… 200~250g	100g=中1/2弱
セロリ	葉付き1本 …… 200g	100g=1/2本
たけのこ（ゆで）	中1本 …… 300~350g	100g=穂先1/3本 =根元3cm
ラディッシュ	根1個 …… 10~15g	100g=7~10個

淡色野菜の葉の部分は立派な緑黄色野菜です。栄養価も大変すぐれていますので、捨てずに使いきってくださいね！

何を食べるにしてもよく噛むこと

　ほかに筋肉に必要となる主な栄養素としては、カルシウムがあげられます。骨をつくる栄養素として知られていますが、そのほかの働きについてはあまり知られていません。

　じつはカルシウムは、筋肉を動かしたり、血管を収縮したりする働きもあるのです。カルシウムは、骨ごと食べられる干し魚や干しえび、えんどう豆に多く含まれます。

　ビタミンDには、そのカルシウムを腸管から吸収することを助ける働きがあります。また、筋肉にも作用し、筋力を増加させてくれます。ビタミンDは、干し魚やしらす干し、干ししいたけなどに多く含まれます。

　さらに鉄分です。鉄分が不足すると貧血になることはよく知られていますが貧血になるとふらつきやすく、パワーも出にくくなります。鉄分は、レバーやひじき、きくらげ、あさりに多く含まれます。

ただ、何を食べるにしても、よく噛《か》むことが大切です。スポーツ選手の中には、マウスピースを使い、強く噛むことで強い筋力を発揮するアスリートがいます。噛む力が強いと、強い筋力を発揮することができるのです。

噛む力が弱くなり、しっかり噛んで咀嚼《そしゃく》ができなくなると、栄養を十分に摂取することができなくなります。体幹の筋力も衰え、体力が低下してしまうのです。噛む力をあなどってはいけません。

噛めば噛むほど下半身は鍛えられる

よく噛まずに飲み込むようにして食事する人がいますが、これは噛む力の衰えとともにメタボの原因にもなります。食べ物を噛まないため満腹感を得にくく、つい食べ過ぎてしまうのです。

一般的にメタボの方は、基本的に運動が苦手か、運動する機会の少ない方が多いです。食べ過ぎに運動不足とくれば、メタボにもなるし、下半身も衰えてしまいます。下半身の衰えだけでいったら、飲酒や喫煙よりもよほど問題です。

じつは、きちんとした運動と食事を心がけている限り、飲酒と喫煙だけの影響で下半身が衰えることはありません。

ただ、直接的な影響はそれほどありませんが、大酒飲みでヘビースモーカーの方が、人一倍運動して食事に気をつけているかというと、その可能性は高くないと思います。

喫煙を続けていると、心肺機能が低下するため、非喫煙者よりも運動するのがつらいはずです。また、飲酒量が多いと、体がだるくなり、運動することを敬遠するようになってしまいます。

それらの結果として、下半身の衰えを引きおこしていると考えられるのです。つまり、直接の影響はないにしても、間接的な原因としては十分に成り立ってしまいますので、その点はご注意ください。

少し脱線してしまいましたが、食べるときによく噛むことはメタボ対策にもなりますので、今まで以上に噛むことを意識しながら食事をしてみてください。

親が元気な家とそうでない家はどこが違うのか

長寿の要因は25％が遺伝、75％が環境で決まる

「親が元気な家と、寝たきりになっている家には、いったいどんな違いがあるのでしょうか」というご質問を受けたことがあります。

これにはまず、遺伝子の問題があげられます。

筋肉がつきやすい体質、肥えやすい体質、持久力のある体質、虚弱体質、お腹をこわしやすい体質、糖尿病体質、高コレステロール体質、癌家系などが親から受け継がれていることは、気づいておられると思います。

しかし、これらの多くは生活習慣を変えることによって、ある程度は克服で

きます。

寿命を規定している（長寿になれるか否か）要因の25％が遺伝子で、75％が環境要因と考えられています。

親や祖父母が元気な高齢者でなかったとしても、あなたが日々の生活を変えることで、元気な老後生活を過ごせる可能性が十分にあります。

若さを保つ遺伝子とは？

また、若さを保つと考えられている遺伝子と、早く老化を起こすと考えられている遺伝子があります。

「早老症《そうろうしょう》」という言葉を聞いたことがあるという方もいると思います。これは、加齢促進状態をもたらす疾病《しっぺい》の総称で、多くの疾患、症候群が知られており、遺伝子異常が原因とされています。

有名な長寿遺伝子（サーチュイン遺伝子）Ｓｉｒ《サー》２は、アメリカ・マサチューセッツ工科大学のレオナルド・ガレンテ博士が２００３年に発見しました。

その後、複数の長寿遺伝子が見つかっています。

じつは誰もが、これらの遺伝子を持っています。それぞれの遺伝子を活性化させる刺激を与えると、スイッチが入り働きだすと言われています。

Sir2遺伝子は、体に試練を与えると活性化され、老化の速度を抑えられる働きをします。

これまでの研究で、カロリーを25%程度低く抑えることで活性化されることがわかっており、ダイエットが老化予防に推奨されていますが、行き過ぎたカロリー制限は栄養面で老化予防の妨げになります。

長寿遺伝子を活性化させる刺激は、寒冷刺激、カロリー制限（腹八分目）、適度な運動、抗酸化栄養素、健全な思考などです。長寿遺伝子を活性化させる生活習慣によって、元気な老後を過ごしましょう。

糖尿病対策に、砂糖と小麦粉を制限せよ

さらに、糖尿病家系は、そうでない家系より早く老けると考えられています。

血糖値には気を配りましょう。

糖尿病は、血糖値が正常の範囲を超え、その影響で血管に異常をきたし、最終ステージになると網膜症《もうまくしょう》のために失明、腎症のために腎不全から透析《とうせき》に、動脈硬化が進行して心筋梗塞に、足の血管の異常のために足の壊疽《えそ》から足の切断に、脳の血管の異常のために認知症になるという恐ろしい病気です。

しかし、病気の初期にはほとんど症状がありません。血糖値が高いときに、口渇《こうかつ》、多飲多尿、易疲労感《いひろうかん》などの訴えがあります。

血糖値を上昇させる栄養素は、炭水化物です。なかでも、すぐに吸収される砂糖や小麦粉を使った食べ物が、急激に血糖値を上昇させます。

肥満になると、糖尿病が悪化することが知られています。そのため食事指導の際には、カロリーを控えることが重視されています。

たしかに、カロリーをとり過ぎることはよくありませんが、炭水化物、たんぱく質、脂肪を同列にとらえることは正しくないと思っています。

糖尿病を悪化させる要因は糖にあります。ですから、カロリー制限の中心は、炭水化物の制限、とくに吸収が速い砂糖や小麦粉の制限にすべきと考えています。

早めの認知症対策が功を奏す

もっとも、遺伝子だけの問題ではありません。両者には食習慣にも大きな違いがあります。老化を進める食事とアンチエイジングに効果的な食事がありますのでご紹介いたします。

モノクロの写真などで見かける昔の日本人は、現在の日本人より老けて見えます。また、紛争地帯や難民キャンプの人たちは、豊かな国の人たちより老けて見えます。

これは、食事内容による差だと思います。適切なカロリーがとれているか、**何より十分なたんぱく質が摂取できているかによって違いが出る**のです。見た目に影響を与えるほど食事は大切だということです。

見た目でいうと、認知症をわずらうと老けて見えます。認知症は、体質、病気による側面と生活習慣による側面があります。いずれにしろ、寝たきり生活につながってしまうこともあるので、認知症予防は大切です。

認知症は、後天的な脳の器質的障害により、いったん正常に発達した知能が低下した状態をいいます。短期記憶障害をはじめとする認知機能障害により、日常生活や社会生活に支障をきたします。一番多いのがアルツハイマー型認知症です。

脳神経細胞内にβ－アミロイドが沈着することが、認知症発症に関与すると言われています。β－アミロイドの細胞内蓄積は、アルツハイマーを発症する20年以上前から始まります。**認知症は、特別な人がなる病気ではありません。じつは、50歳を過ぎたら大なり小なりみんな近づいていきます。**

正常老化の過程で認知機能が低下しているが、認知症とはいえない状態を軽度認知機能障害（ＭＣＩ）といいます。これは認知症の前段階に当たり、認知機能低下よりも記憶機能低下が主な兆候となります。

長年やってきた作業を間違えたり、いつも通っている道なのに迷ったり、何でも面倒くさがったり、感情の変化が激しくなったり、ボーッとしていることが多くなったり、つねに1万円札で支払ったり、身なりが無頓着《むとんちゃく》になったり、出不精《でぶしょう》になったりしたら要注意です。

ＭＣＩがさらに進行し、一定の基準を満たすと認知症と診断されます。正常か認知症か、そこの白黒がはっきりしている病気ではありません。早くから脳トレ、運動、食事、生活習慣に気をつけて予防しましょう。

面倒くさいと思っても、とりあえず行動すること。自分が生き生きとできる趣味や活動を持って多くの人と交わる、新しいことに挑戦すること。

認知症対策には、指の運動と足踏みなど持久力トレーニングをしながら問題を考えたり、プラスアルファの何かをすることが効果的です。運動すると脳の血流がよくなり、考えることによってさらに血流がよくなります。

この項はご家族の方がお読みください

自分の親は何ができなくなっているのか把握する

高齢となった親の面倒を何でも見てしまう家族は、じつは親にとって逆効果です。これは、親がそれまでできていたことが、できなくなってしまう原因になります。

本書では何度も繰り返し述べていることなので、ここではご家族の側に申し上げるつもりで書きます。

とくに同居されているご家族は、自分の親は何ができて、何がしにくくなっているかを見極めることが大事です。

家のことにしろ自分のことにしろ、親が今までのやり方でできなくなったとしても、自分が代わりにやってあげる前に、別の方法でできるようにアドバイスし、その段取りをしてあげてください。

継続してやっていたことであれば、やり方を変えればできるという場合が多いのですが、やめてしまうと途端にできなくなってしまいます。できることは本人にしてもらいましょう。

施設のほうが危険？　その根拠は……

高齢者にとって「転倒」は怖いものですが、自宅で生活している高齢者と、施設や病院などで生活している高齢者とでは、転倒する危険率がかなり違ってきます。

在宅高齢者では、過去1年間で約20〜30％の人が転倒しています。

一方、これが施設に入居している高齢者になると、施設によってバラツキはありますが、50％にまでなります。

在宅の高齢者は、身の回りのことは自分でやるか、あるいはやらざるを得ないので、生活に必要な筋力が自然と備わっています。

ところが、施設や病院に入ると、途端に「お客様」になるので、転倒を防止するために必要な筋力が衰えてしまうのです。

高齢の親とはつかず離れずの距離を保つ

親が自宅で生活していても、施設や病院並みのケアをしてしまえば、自然に動くことによって体力を維持するというメリットがなくなります。いつの間にか、できないことだらけになる状態もあり得ます。

手伝いのコツは、すべてを手伝わないことです。ごく一部を手伝うことでそれができるなら、その一部だけを手伝いましょう。

ただ、ほったらかしにはしないでください。何かあれば、いつでも助けるという姿勢を示しておくことも必要です。

とくに75歳を超えると、認知症の影響が大なり小なり多くの人たちに関与してきます。

自分の親が若くて元気で、頼りになったころのイメージは捨てましょう。体が弱って認知症になってきた高齢者ととらえ、接し方を変えなければならなくなります。

負担を減らすという観点だけでなく、認知症やその傾向があっても、残りの人生を穏やかに過ごしていただけるようなサポートは、ぜひ積極的にしてあげてほしいと思います。

別居している家族の方であれば、電話やメールでこまめに連絡をとりましょう。時間があれば、顔を見に行ってあげることも大切です。

また、何かあったら、そのときは何らかの形で対応できる、あるいは対応するつもりであるということを、ご本人に知ってもらい、安心してもらうこともお忘れなく。

離れて暮らしていても、自分には心強いサポートがあるということをはっきり知っている高齢者と、そうでない高齢者とでは、安心感という点で明確な違いがあります。

親が病院に行きたがらないのはどうして？

介護者の家族の方から、「病院や介護施設などに行きたがらない親を、どう説得すればいいでしょうか」というご相談もあります。

しかし、そもそも病院と施設は、別物と考える必要があります。

病院に行きたがらない理由には複数あります。まず、生理的に病院が嫌いという方です。

次に、癌であるとか、悪い病気であることがわかるのが怖い、宣告されるのが嫌だと考える方は検査も受けませんし、病院に行くことを渋ります。

また、病院では痛みをともなう検査や注射、苦い薬、恐ろしい手術を受けなければならないこともありますが、そんなのは嫌だと思う人も病院に行きません。たとえ行ったとしても、自分が希望すること以外は拒否されます。

あとは、病院に行くには行くが、病気を治すことより、手術をしないこと、注射をしないこと、薬を飲まないことを優先される方もいます。こういう方も、自分が希望すること以外は拒否されます。

親が病院に行きたがらない理由を知っておくと、いざというときに説得することができます。今すぐに入院してもらう必要はなくても、その前段階として知っておくことは大事です。

こういう方々でも「怖い」と思わないことや、痛みをともなわないことは大丈夫ですから、マッサージや整体には行きますし、健康食品を愛用している方だっています。

病院嫌いだからといって、健康に関心がないとは限りません。その必要性が生じれば、説得できる余地は十分にあると思います。

自分の親に合った環境を見つける手間を惜しまない

一方、介護施設に行きたがらない理由は、それがどの施設かによって違います。特別養護老人施設のように、居宅施設の場合は、自宅生活を続けたいとお考えの方は嫌がります。

至れり尽くせりの老人ホームであっても、どこかよその家にいる雰囲気であり、心落ち着ける居場所でないと感じる方も、やはり行くことを嫌がります。わが家が好きな人は家を出たがりません。

しかし、自分がそういう施設に入ったほうが家族に迷惑をかけないと考えたら、嫌でも行くことを決心されます。

デイサービスの場合は、知らない人と交わることが苦手な方、そういうことが好きでない方は行くのを嫌がります。

また、いろいろなことができなくなってしまった高齢者への対応が、十分過ぎるほど行き届いているというところがいいとも限りません。なぜなら「まだ自分はしっかりしている」と思っている方にとっては、屈辱的な場所と感じるからです。

同じように、認知症高齢者が多い施設には、このような人と同レベルかと思いたくない方は行きたがりません。

入浴、食事、レクリエーションだけというデイサービスには、元気になるために何かしたいとお考えの方は行くのを嫌がります。

病院も介護施設も、なぜ行きたがらないのかその理由を把握し、親に合った環境を探す手間を惜しまないことが大事です。

あとがき

高齢化率が25％を超え、今後さらに増加し続ける現在は、高齢化率が10％以下だった時代と、社会の在り方や人々の考え方が同じままでは、立ち行かなくなっていることは明らかです。

昭和のように、「高齢者は年老いて弱るから世話が必要で、世話をするのは子どもや社会の義務」という考え方から、「高齢者は年老いても元気に暮らして、自立できるように努力し、周囲がそれを援助する」に変わらなければなりません。

いくつになっても若者の世話にならず、可能ならば、むしろ人の世話をするぐらい元気に暮らさねばならない時代になったのです。

つまり現在は、高齢化率が低い時代とまったく違う発想で考え、行動しなければならない時代への過渡期です。

国も地域での暮らし方を、大きく変えようとしています。地域における医療と介護の在り方を根本的に見直し、新しく進むべき道標として〝地域包括ケアシステム〟の構築を推進しています。

地域包括ケアシステムとは、介護が必要となっても、住み慣れた地域で、その人らしい自立した生活ができるよう、医療、介護、予防、生活支援、住まいを包括的かつ継続的に提供するシステムです。住み慣れた地域で暮らせることが概念の根本にあり、超少子高齢社会に不可欠なものと定義されています。

自治体ごとに地域の特性に応じてプランを構築し、団塊の世代が75歳以上となる2025年の完成を目指しています。

高齢になって体が弱っても、いつまでも安心して暮らせる地域の体制づくりと、弱らせない予防事業が大きな柱です。地域の体制づくりは、多くの仕事を生み出すので注目されていますが、そちらより予防事業のほうが重要です。

国も予防事業を後押しする政策を、もっと推進してほしいと思います。

病気の治療は、「病気が悪化したら治療する」から、「病気にならないように積極的に努力する」へ。高齢者の介護も、「要介護状態になったら介護する」から、「いつまでも達者で暮らせるように積極的に努力する」へ、それぞれ変わらなければならないと思います。

多くの高齢者は、子どもたちに世話をかけずに暮らすことを望んでいます。しかし、どうやったら元気な体を保てるかわからないし、年老いたら弱るのは仕方がないとあきらめています。

ですが、そんなことはないと、本書を読まれた方には、わかっていただけたと思います。今日から行動してください。そして、続けてください。そうすれば、体が変化したことを実感できます。

実感できたら、知人にすすめてください。高齢になった親がいる方は、介護予防運動することを、ぜひ推奨していただけたら幸いです。そうすると、あなたの周囲は元気な人でいっぱいになります。

行政には、結果の出せる介護予防運動を推進し、高齢者の方々が元気であり続ける手助けをおこなってもらいたいと切に願っています。

二〇一五年四月

宮田重樹

宮田重樹 Shigeki Miyata
1958年、兵庫県出身。1984年、奈良県立医科大卒業。整形外科医。医学博士。医療法人誠樹会、宮田医院（大阪府富田林市）院長。長年、整形外科での治療に携わり、体の「痛み」と「動き」の関係を研究・指導する。1999年には宮田医院を開業。2007年には介護予防に特化したデイサービスセンター健寿を（大阪府八尾市）開設。高齢者でも安心して取り組める運動をとおして、介護されない体、死ぬまで寝たきりにならない体をつくるためのノウハウを多くの人に提供する。2011年、日常生活動作をスムーズにおこなうことを指導し、家族と介護者の負担を軽減することを目的とした社団法人介護予防ネットワーク協会（http://kaigoyobo.co.jp/）を立ち上げる。
主な著書に『朝夕15分 死ぬまで寝たきりにならない体をつくる！』（すばる舎）、『100歳までひとりで動ける体をつくる！』（主婦と生活社）、『寝たきりにならないための健康寿命の延ばし方』（ベストセラーズ）、『「寝たきり」になる人 ならない人』（廣済堂出版）などがある。

死《し》ぬまで歩《ある》ける下《か》半身《はんしん》のつくり方《かた》

2015年4月30日　第1刷発行
2016年7月15日　第4刷発行

著　者　宮田重樹《みやたしげき》
発行者　佐藤　靖
発行所　大和《だいわ》書房
東京都文京区関口1-33-4
電話　03-3203-4511

ブックデザイン　福田和雄（FUKUDA DESIGN）
カバーイラスト　アフロ
本文イラスト・図版　朝日メディアインターナショナル株式会社
本文印刷所　信毎書籍印刷
カバー印刷所　歩プロセス
製本所　小泉製本

ISBN978-4-479-78319-0

http://www.daiwashobo.co.jp